ELOGIOS A
Estamos Todos Surtando
(e Por que Não Precisamos)

"As palavras de David são como um guia muito necessário nestes momentos de confusão, névoa e ansiedade profundas. Sou grato a ele por ser o guia de que precisamos."

— JEFFERSON BETHKE, autor de *Take Back Your Family*, best-seller do *New York Times*

"Estas páginas serão como um bote salva-vidas para os ansiosos, sobrecarregados e esgotados. David é um dos maiores pastores de pessoas que conheço, e este livro é oportuno conforme reconstruímos nossa vida."

— JENNIE ALLEN, autora de *Liberte-se da sua mente*, best-seller do *New York Times*, e fundadora e visionária da IF:Gathering

"David tem um conhecimento profundo das maiores necessidades e dificuldades da próxima geração. Prepare-se para ser desafiado e, depois, confortado enquanto dá umas boas risadas ao longo do caminho."

— TIMOTHY ATEEK, diretor-executivo do Breakaway Ministries

"Fui pessoalmente beneficiado pela sabedoria de David com relação à ansiedade. Se você sofre com preocupações, ansiedade, ataques de pânico ou se está surtando, ele será o guia especialista para levá-lo à paz e à calma que só podem ser encontradas em Jesus."

— JONATHAN POKLUDA, pastor e autor best-seller de *Welcome to Adulting*

"David combina confiabilidade afável com uma profunda sabedoria bíblica para oferecer um guia prático que aliviará a ansiedade que nos atormenta. *Estamos Todos Surtando* é uma ferramenta inestimável para ajudar a interromper os pensamentos tóxicos antes que nos empurrem a uma espiral de desespero."

— ALLIE BETH STUCKEY, autora de *You're Not Enough (and That's Okay)* e apresentadora do *Relatable*

"Este livro oferece uma estratégia oportuna, necessária e prática para cada um de nós enfrentarmos a atual pandemia de ansiedade."

— BRAD LOMENICK, ex-presidente do Catalyst e autor de *H3 Leadership* e *The Catalyst Leader*

"*Estamos Todos Surtando* é uma obra de arte — de uma arte para sua alma. Por meio de histórias envolventes e dicas úteis, você será encorajado e equipado a depositar suas preocupações em Deus."

— JARED C. WILSON, autor best-seller de *The Imperfect Disciple* e *Love Me Anyway*

"Neste livro, David Marvin é hilariantemente divertido e, ao mesmo tempo, totalmente sério. Caso esteja surtando (como todos nós), este livro lhe mostra por que não precisa estar."

— KYLE IDLEMAN, autor best-seller de *Not a Fan* e *One at a Time*

"*Estamos Todos Surtando* é um livro excepcional que direciona nossas ansiedades para as Escrituras. É leitura obrigatória para qualquer um que está lutando para se libertar dos pensamentos de ansiedade."

— JOE WHITE, CEO do Kanakuk Kamps

"A ansiedade e a preocupação são dois dos motivos mais comuns pelos quais as pessoas buscam terapia. David Marvin fez um trabalho maravilhoso ao descrever o medo, ao explicar por que ele se desenvolve e como podemos enfrentá-lo ao descansarmos na Verdade."

— DR. STEVEN K. LYTLE, psicólogo e sócio-fundador do Sparrow House Counseling

"Num mundo cheio de distrações e onde as prioridades, as paixões e os objetivos podem ser motivados pelo quebrantamento em nossa vida, David nos relembra que o sucesso e a realização podem ser encontrados nesta vida, se você souber onde procurar."

— SHANE EVERETT, Shane & Shane

"Alguém pode achar que um pastor ensinando sobre ansiedade é algo suspeito, mas fique tranquilo, pois a cara-metade de David Marvin é uma terapeuta cristã. Ela influenciou habilmente o conselho dele para você."

— CALEB KALTENBACH, autor best-seller de *Messy Grace* e *Messy Truth*

"Ninguém consegue convencê-lo a parar de ficar ansioso, mas alguns podem retratar tão claramente a angústia natural da vida, que conseguimos navegar por ela mais seguros. David Marvin faz exatamente isso. Sendo um homem do ministério que ajuda as pessoas com suas dificuldades, ele acerta em cheio."

— TOMMY NELSON, pastor sênior da Denton Bible Church

"Testemunhei David aconselhar e orientar jovens adultos por mais de uma década, e este livro é apenas outra forma pela qual ele ajudará mais jovens a viverem uma vida de liberdade."

— SHANE BARNARD, cantor da premiada dupla Shane & Shane, líder de louvor na Watermark Community Church e cofundador da Worship Initiative

"David Marvin tem sabedoria, clareza e um insight aguçado sobre a vida dos jovens profissionais a que serve. Você estará bem servido por este recurso incrível."

— BEN STUART, pastor da Passion City Church D.C. e autor de *Single, Dating, Engaged, Married*

Estamos Todos Surtando

(e Por que Não Precisamos)

Estamos Todos Surtando
(e Por que Não Precisamos)

Libertando-se de seus Pensamentos
e Sentimentos de Ansiedade

David Marvin

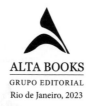

ALTA BOOKS
GRUPO EDITORIAL
Rio de Janeiro, 2023

Estamos Todos Surtando

Copyright © 2023 da Starlin Alta Editora e Consultoria Eireli.
ISBN: 978-85-5081-758-3

Translated from original We're All Freaking Out (and Why We Don't Need To). Copyright © 2021 by David James Marvin. ISBN 9780593193631. This translation is published and sold by permission of Penguin Random House LLC, the owner of all rights to publish and sell the same. PORTUGUESE language edition published by Starlin Alta Editora e Consultoria Eireli, Copyright © 2023 by Starlin Alta Editora e Consultoria Eireli.

Impresso no Brasil — 1ª Edição, 2023 — Edição revisada conforme o Acordo Ortográfico da Língua Portuguesa de 2009.

Dados Internacionais de Catalogação na Publicação (CIP) de acordo com ISBD

M391e   Marvin, David
       Estamos Todos Surtando (e Por Que Não Precisamos): Libertando-se de Seus Pensamentos e Sentimentos de Ansiedade / David Marvin ; traduzido por Alberto Gassul. – Rio de Janeiro : Alta Books, 2023.
       224 p. ; 16cm x 23cm.

       Tradução de: We're all freaking out
       Inclui índice.
       ISBN: 978-85-5081-758-3

       1. Autoajuda. 2. Cristianismo. 3. Ansiedade. 4. Fobia. I. Gassul, Alberto. II. Título.

2022-1273   CDD 158.1
                                           CDU 159.947

Elaborado por Vagner Rodolfo da Silva - CRB-8/9410

Índice para catálogo sistemático:
1. Autoajuda 158.1
2. Autoajuda 159.947

Todos os direitos estão reservados e protegidos por Lei. Nenhuma parte deste livro, sem autorização prévia por escrito da editora, poderá ser reproduzida ou transmitida. A violação dos Direitos Autorais é crime estabelecido na Lei nº 9.610/98 e com punição de acordo com o artigo 184 do Código Penal.

A editora não se responsabiliza pelo conteúdo da obra, formulada exclusivamente pelo(s) autor(es).

Marcas Registradas: Todos os termos mencionados e reconhecidos como Marca Registrada e/ou Comercial são de responsabilidade de seus proprietários. A editora informa não estar associada a nenhum produto e/ou fornecedor apresentado no livro.

Erratas e arquivos de apoio: No site da editora relatamos, com a devida correção, qualquer erro encontrado em nossos livros, bem como disponibilizamos arquivos de apoio se aplicáveis à obra em questão.

Acesse o site www.altabooks.com.br e procure pelo título do livro desejado para ter acesso às erratas, aos arquivos de apoio e/ou a outros conteúdos aplicáveis à obra.

Suporte Técnico: A obra é comercializada na forma em que está, sem direito a suporte técnico ou orientação pessoal/exclusiva ao leitor.

A editora não se responsabiliza pela manutenção, atualização e idioma dos sites referidos pelos autores nesta obra.

Produção Editorial
Grupo Editorial Alta Books

Diretor Editorial
Anderson Vieira
anderson.vieira@altabooks.com.br

Editor
José Ruggeri
j.ruggeri@altabooks.com.br

Gerência Comercial
Claudio Lima
claudio@altabooks.com.br

Gerência Marketing
Andréa Guatiello
andrea@altabooks.com.br

Coordenação Comercial
Thiago Biaggi

Coordenação de Eventos
Viviane Paiva
comercial@altabooks.com.br

Coordenação ADM/Finc.
Solange Souza

Coordenação Logística
Waldir Rodrigues

Gestão de Pessoas
Jairo Araújo

Direitos Autorais
Raquel Porto
rights@altabooks.com.br

Assistente Editorial
Caroline David

Produtores Editoriais
Illysabelle Trajano
Maria de Lourdes Borges
Paulo Gomes
Thales Silva
Thiê Alves

Equipe Comercial
Adenir Gomes
Ana Carolina Marinho
Ana Claudia Lima
Daiana Costa
Everson Sete
Kaique Luiz
Luana Santos
Maira Conceição
Natasha Sales

Equipe Editorial
Ana Clara Tambasco
Andreza Moraes
Arthur Candreva
Beatriz de Assis
Beatriz Frohe

Betânia Santos
Brenda Rodrigues
Caroline David
Erick Brandão
Elton Manhães
Fernanda Teixeira
Gabriela Paiva
Henrique Waldez
Karolayne Alves
Kelry Oliveira
Lorrahn Candido
Luana Maura
Marcelli Ferreira
Mariana Portugal
Matheus Mello
Milena Soares
Patricia Silvestre
Viviane Corrêa
Yasmin Sayonara

Marketing Editorial
Amanda Mucci
Guilherme Nunes
Livia Carvalho
Pedro Guimarães
Thiago Brito

Atuaram na edição desta obra:

Revisão Gramatical
Alessandro Thomé
Denise E. Himpel

Diagramação
Rita Motta

Tradução
Alberto Gassul

Copidesque
Maíra Meyer

Editora afiliada à: ASSOCIADO

Rua Viúva Cláudio, 291 – Bairro Industrial do Jacaré
CEP: 20.970-031 – Rio de Janeiro (RJ)
Tels.: (21) 3278-8069 / 3278-8419
www.altabooks.com.br – altabooks@altabooks.com.br
Ouvidoria: ouvidoria@altabooks.com.br

Para aquela que sempre me aponta para Jesus quando estou surtando,
que transformou o modo como penso sobre a ansiedade
e que é o amor da minha vida: Calli Rae Marvin.

Sumário

Introdução
Estamos Todos Surtando — xiii

Parte I: Por que Surtamos

1. A Névoa do Medo
   Identificando os Motivos da Nossa Ansiedade — 3

2. A Luz do Motor Acendeu
   A Verdade sobre a Ansiedade — 11

Parte II: Não Surtarás

3. Mães de Cachorros
   Confiando em Deus quanto às Nossas Necessidades — 25

4. Um por Cento de Chance
   Abrindo Mão do Desconhecido — 35

5. Lista de Presentes
   Trocando Nosso Pânico pela Paz — 45

6. Metrô para Algum Lugar
Mudando como Pensamos   55

7. A Questão É Perspectiva
Encontrando um Filtro   67

Parte III: As Malditas Cerejas do Bolo

8. Esconderijo e Medo
Enfrentando a Vergonha   79

9. Limpando o Guarda-roupa
Lidando com Bagagens   87

10. Corrida com Obstáculos
Enfrentando o Estresse   99

Parte IV: Onde Surtamos

11. Restaurando Carrinhos de Golfe
Ansiedade Romântica   113

12. A Família Real
Ansiedade Profissional   125

13. O Segredo do Papai Noel
Ansiedade Financeira   135

14. Como Crianças
Ansiedade por Insegurança   147

Conclusão: Corrente Contínua
Praticando Vidas de Paz   159

Perguntas Frequentes de Ansiosos (FAQ)   167
Perguntas para Discussão   175
Muito obrigado   181
Notas   185
Índice   193
Sobre o Autor   197

Introdução
Estamos Todos Surtando

Estava casado havia apenas um dia e já estava surtando. A cerimônia havia ocorrido sem nenhum percalço: minha esposa estava linda, os votos foram feitos, família e amigos celebraram conosco na recepção e foi tudo incrível.

Mas ao acordar na manhã seguinte ao lado da minha esposa, havia algo que não esperava: ansiedade. Muita. Não aquela sobre se havia cometido um erro ao me casar ou sobre com quem me casei. Não tinha nenhuma preocupação sobre isso. Estava em pânico sobre algo totalmente diferente: a lua de mel.

Era minha principal contribuição ao planejamento do nosso casamento, e precisava ter a certeza de que o lugar escolhido não decepcionaria. Então, limpei a conta para organizar a melhor lua de mel possível.

Reservei oito dias em um resort de luxo em uma praia isolada em outro país, onde mimos e extravagâncias estavam garantidos: massagens na praia para casais, passeio de iate ao pôr do sol, pétalas de rosas na banheira todas as noites, um quarto de 110m² com piscina privativa e serviços do mais alto grau. Estávamos indo para um hotel que se vangloriava por ser recluso, silencioso e relaxante.

Estávamos prestes a experimentar todo esse luxo, e o que inundava minha mente não era alegria; era pânico. *Por quê?*

Bem, sou o que as pessoas chamariam de superextrovertido. Ficar sozinho não é uma vantagem para mim. Nas palavras de Ariel, em *A Pequena Sereia*, da Disney, "quero estar onde as pessoas estão".[1] Também tenho dificuldades para relaxar bem e, honestamente, nem gosto muito de tentar. Nem mesmo curto massagens. Gosto de aventuras e de ter coisas para fazer, e odeio ficar entediado.

Deitado ao lado da minha linda esposa, percebi que reservei nossa lua de mel no pior dos meus pesadelos. *Que raios vamos fazer durante oito dias inteiros?* Essa pergunta não saía da minha cabeça.

Então, fiz o que você faz quando está ansioso: busquei algo para me dar a impressão de controle. Na manhã seguinte, fui a uma livraria local e comprei doze livros. *Doze livros!* Em retrospecto, não sei direito por quê. Talvez eu tenha pensado: *Vou transformar o passeio numa viagem educacional.* Também baixei filmes e programas de TV em meu computador. Liguei para minha operadora de celular e comprei um plano internacional. Tentei planejar e organizar coisas para fazer enquanto estava na praia.

Nada disso ajudou.

Minha esposa não demorou a perceber que algo se passava em minha cabeça. Quando me perguntou o que estava errado, disse a ela que achava que estava tendo um ataque de pânico.

Mas ainda não conseguia parar de pensar: *Que raios vamos fazer durante oito dias na praia?* Não é exatamente o tipo de conversa que uma garota sonha em ter com seu novo marido.

A viagem aconteceu, e os oito dias foram alguns dos mais incríveis da minha vida. Até hoje, minha esposa e eu falamos sobre como nossa lua de mel foi maravilhosa. Também relembramos e damos risada da doideira de eu ficar tão ansioso. Era minha *lua de mel*, pelo amor de Deus!

A verdade é que ficar ansioso por causa da lua de mel é loucura — não só porque era a *lua de mel*, mas porque a ansiedade é sempre irracional. Permita-me explicar, antes de você me cancelar ou achar que o estou insultando.

Ficar ansioso é normal e compreensível, *mas não é racional*.

Surtar com relação ao futuro não muda o futuro; só deixa você pior no presente. É por isso que digo que não é racional. Pense nisso.

Demorar-se em pensamentos de ansiedade não é útil para nós, para os que estão ao nosso redor e nem para nossas circunstâncias. Não acrescenta nada e só nos rouba. Por que continuar fazendo isso?

Ironicamente, ouvir alguém dizer, ou mesmo acreditar, que ficar ansioso não faz nada para nos auxiliar a não ficarmos ansiosos. Não ficamos ansiosos porque acreditamos que isso nos ajuda, mas porque *não sabemos como não ficarmos.*

Ansiedade que Excede o Entendimento?

Quando alguém nos diz "Não fique ansioso" quando estamos ansiosos é como dizer "Durma agora" para alguém com insônia. Não ajuda. Se conseguíssemos parar, é o que faríamos.

Mas a Bíblia promete que podemos sentir uma paz que "excede todo o entendimento" (Filipenses 4:7) — uma paz maior que nossa habilidade de explicar ou de colocar em palavras. Se isso nos é prometido, por que então raramente sentimos tal paz? Para a maioria de nós, o contrário é verdadeiro: sentimos uma *ansiedade* que excede o entendimento.

Ficamos presos a momentos, ou até a grandes períodos, sentindo medo e preocupação paralisantes que não conseguimos explicar e que achamos difícil de expressar aos outros. Sentimos uma ansiedade que nos paralisa, que tira nosso sono, que rouba nossa habilidade de estarmos presentes com amigos e que simplesmente sufoca nossa vida.

As Escrituras também fazem menção de que Deus guarda em perfeita paz os que nEle confiam (veja Isaías 26:3). Pensamos: *Sério? Em perfeita paz? Será que isso é possível?* Não parece. Não conheço muita gente que vive em perfeita paz. Para a maioria, é uma paz imperfeita, no máximo. É mais comum que nossa experiência esteja mais próxima de "constante medo", "com uma ansiedade alarmante", "sobrecarregados pelas preocupações" ou "tão nervosos, que não sobrou mais unhas para roer".

Mas como veremos, para os que acreditam em Cristo, esse não precisa ser o caso para grande parte de nossa ansiedade, senão toda ela. Não digo que os cristãos estão sempre isentos da ansiedade o tempo todo, pois quase nunca é o caso. A ansiedade se forma como o resultado de um ou mais dentre os três tipos de motivos: fisiológico, psicológico e espiritual. Embora na maioria dos casos os motivos sejam psicológicos e espirituais, há momentos em que existe algum problema fisiológico.

Quando alguém diz "Estou ansioso", é como alguém dizendo "Estou com um problema no computador". No caso do computador, há um problema com o software (talvez uma atualização seja necessária ou há um vírus) ou com o hardware (os componentes físicos, como o teclado).

Em termos da nossa ansiedade, há vezes em que o problema é espiritual ou psicológico (nosso "software"), e outras em que é algo fisiológico (nosso "hardware") — por exemplo, um desequilíbrio hormonal ou uma deficiência de serotonina. Neste livro, exploraremos o plano de Deus para lidarmos com os fatores espirituais e psicológicos por trás de nossa ansiedade. Se a causa raiz de sua ansiedade é fisiológica, ainda poderá aprender bastante nestas páginas, contudo, encorajo-o a buscar um médico qualificado para auxiliar completamente em sua situação. E, embora mencione sobre medicação na seção de Perguntas Frequentes, recomendo que consulte um médico, um terapeuta ou outro profissional qualificado antes de decidir o que é melhor em seu caso.

Felizmente, para a maioria de nós, o grosso dos nossos problemas com ansiedade envolve nossa vida psicológica (personalidade e experiências) e espiritual (relacionamento com Deus em um mundo de pecado). Então, esse será nosso foco neste livro.

O que Há em um Nome?

Um dos maiores desafios ao escrever este livro em particular foi considerar como as pessoas associaram significados diferentes a palavras como *ansiedade, medo* e *preocupação*. Aí, quando incluímos termos como *nervosismo, ataque de pânico* e *transtorno de ansiedade* (sem mencionar *perder o controle, surtar* e *entrar em parafuso*), fica tudo mais confuso ainda.

A expressão na Bíblia traduzida como "estar preocupado" também é traduzida como "estar ansioso". Então, embora a Bíblia não diferencie as duas coisas, isso não significa que não exista algo como ansiedade clínica ou transtornos generalizados de ansiedade. Falo sobre ambos e sobre mais coisas na seção de Perguntas Frequentes.

Mas a palavra que a Bíblia usa com mais frequência para ansiedade, preocupação e angústia é o termo grego *merimnao*, que significa "demorar-se em ou ruminar pensamentos de medo e ansiedade". De acordo com o pastor e professor Bill Klein, "Na antiga literatura grega, o termo é usado para transmitir o conceito de meditação".[2]

Quando a Bíblia diz "Não andem ansiosos" em Filipenses 4:6, ela *não* está dizendo "Não tenham pensamentos ansiosos". Isso é impossível. Não dá para simplesmente *não ter* tais pensamentos. Mas está dizendo "Não *medite* ou *demore-se* nesses pensamentos ansiosos". Isso *é* possível; *podemos* escolher não continuar ruminando nossos pensamentos de ansiedade. Pense nisso assim: talvez você não consiga impedir que um ladrão invada sua casa, mas pode decidir não convidá-lo a sentar-se e permanecer um pouco.

Não medite com pensamentos ansiosos. Quem discordaria disso? Tenho certeza de que você já ouviu alguém dizer: "É isso que realmente me ajudou a dar uma guinada de 180° em minha vida — comecei a meditar todas as manhãs sobre o medo, dando vida a todos os pensamentos de ansiedade sobre o que poderia acontecer no dia. Resolveu todos os meus problemas!" Não, isso é loucura.

Assim, a definição que usarei para "estar preocupado e ansioso" é "demorar-se em sentimentos de ansiedade ou medo e em pensamentos sobre o futuro ou sobre problemas possíveis".

A Luta É Real

Se você já lutou contra a ansiedade, o medo ou a preocupação, saiba que não está só. Se nunca lutou, você não vive no planeta Terra, e não sei como chegou a este livro. A verdade é que todo mundo fica ansioso. Acho que posso dar um passo além e dizer que todo mundo tem momentos melhores descritos como "estar surtando" — quando pânico, medo, preocupação ou ansiedade nos sobrecarregam. Faz parte da vida para muitos de nós, e é uma *forma de vida* para alguns.

De acordo com a Associação de Depressão e Ansiedade dos EUA, os transtornos de ansiedade chegaram a níveis epidêmicos, afetando 40 milhões de adultos com 18 anos ou mais, só nos Estados Unidos.[3]

Na verdade, em 2019, a Associação Norte-americana de Psiquiatria descobriu que dois em cada três norte-americanos disseram ter ansiedade, e "praticamente um em cada três adultos (32%) dizem que estão mais ansiosos do que no ano passado".[4] Isso significa que, para a *maioria* de nós, a luta é real. E as pesquisas demonstram que os adultos mais jovens são mais ansiosos do que os mais velhos. "Cerca de 70% dos adultos entre 18 e 34 anos têm ansiedade moderada ou extrema com relação a pagar as contas e a manter a família segura."[5] De fato, os millennials e a geração Z têm os níveis mais altos de ansiedade.[6]

Os adultos hoje têm entre duas e três vezes mais chances de ter depressão do que as pessoas das gerações anteriores,[7] que em geral é causada pela ansiedade prolongada. Mortes por overdose de medicamentos como Alprazolam, Clorodiazepóxido, Diazepam e Lorazepam — que são normalmente prescritos para tratar ansiedade, fobias, ataques de pânico, insônia e outras coisas — quadruplicaram nos últimos vinte anos, de acordo com o Instituto Nacional de Abuso de Drogas dos EUA.[8] E isso foi *antes* do surgimento da pandemia da COVID-19, que causou ainda mais ansiedade, mais ataques de pânico e um aumento agudo do uso de ansiolíticos.[9]

Está Piorando

Não parece que a ansiedade desaparecerá logo. Na verdade, parece que está ficando pior e nos influenciando mais cedo na vida. Um estudo descobriu que "o aluno comum do ensino médio hoje tem o mesmo nível de ansiedade que os pacientes comuns dos psiquiatras no início dos anos 1950".[10] Isso é loucura! Ou, talvez, de acordo com as pessoas que viveram naquela década, *nós* sejamos loucos.

Por que o problema está piorando? Há muitos motivos possíveis, mas um é a rápida transformação cultural nas décadas recentes. Alguns pesquisadores sugerem que o "ambiente e a ordem social do mundo ocidental mudaram mais nos últimos trinta anos do que nos trezentos anteriores".[11] E essa pesquisa foi publicada em 2010! Antes do Instagram, dos iPads, da Alexa da Amazon, dos filmes e séries originais da Netflix, da Uber, da DoorDash e de muitas outras coisas e empresas que transformaram nosso mundo ainda mais. Não é de se admirar que as pessoas estejam surtando: a mudança é estressante!

A explosão de popularidade dos smartphones é um exemplo claro. Esses dispositivos mudaram muito mais do que apenas a forma pela qual falamos ao telefone. São computadores portáteis que nos bombardeiam constantemente com quantidades absurdas de informações, algumas das quais são úteis, outras, interessantes, e algumas, um total desperdício de tempo (como aqueles vídeos de gatinhos que sua tia lhe envia).

Pense em tudo que inunda nossa atenção, graças aos smartphones, e que ninguém antes na história teve a bênção ou o fardo de enfrentar. Se tem algo com que ficarmos ansiosos, *é* esse computadorzinho em seu bolso. Quer ficar preocupado com ameaças de pandemias, aquecimento global, ataques terroristas, dívidas nacionais estourando, ditaduras estrangeiras e mais? É só ativar as notificações de notícias. Precisa de mais drama relacional em sua vida? Há aplicativos para isso. Baixe e ative as notificações para obter as últimas informações sobre dramas da cultura popular, como qual celebridade está terminando com qual.

Acima disso tudo, as redes sociais oferecem acesso a um mundo de distração, descontentamento e, talvez, até depressão. De tuítes alimentando a mais recente controvérsia nos *trending topics* às publicações no Instagram gerando inveja — sem mencionar a enxurrada infinita de e-mails e mensagens de texto —, não é de se admirar que nunca temos descanso.

Parece que a vida está passando mais rápido do que nunca, e é praticamente impossível recuperar o fôlego. Quando paramos e pensamos a respeito disso, os enormes picos de ansiedade passam a fazer total sentido.

Jovens e Ansiosos

A ansiedade pode fazer parte da nossa vida, não importa a idade, mas agora está mais presente nos jovens adultos, entre 18 e 35 anos. É uma época singular, pois precisamos tomar decisões que moldam drasticamente a direção de nossa vida. Isso significa pressão! Um estudo descobriu que "80% dos eventos mais significativos da vida acontecem ao redor dos 35 anos de idade".[12]

No início da vida adulta, em geral decidimos com quem nos casar, qual carreira seguir e tantas outras coisas que afetam nosso futuro, e tudo isso sem diretrizes claras sobre como tomar tais decisões transformadoras.

Isso é totalmente diferente da nossa vida de criança. Lembra-se de quando as grandes decisões que tinha que tomar eram sobre qual lanche levar para a escola e se deveria ouvir músicas no Spotify ou no Apple Music? A vida costumava ser muito simples.

Até o início da vida adulta, há caminhos muito claros para trilharmos: quando terminamos o ensino fundamental, vamos para o médio.

Terminando o ensino médio, vamos para a faculdade. Lá, em geral passamos quatro anos estudando (às vezes cinco, para recuperar alguma coisa). Mas, depois disso, parece que o caminho termina conforme nos aproximamos de uma ponte. E a vida pode parecer um trem descarrilhado em queda livre.

- *Estou na carreira certa?*
- *Essa pessoa é a "escolhida"?*
- *Onde vou morar?*
- *Como vou pagar meu financiamento estudantil?*
- *Como vou conseguir pagar o plano de saúde?*

Um número infindável de incertezas aparece.

E como cereja do bolo, muitos jovens adultos passam por esses anos sozinhos. Nos últimos 40 anos, a idade média do primeiro casamento foi de 24 para 30 para os homens, e de 22 para 28 para as mulheres.[13] Anteriormente, os jovens adultos pelo menos passavam por essa fase da vida com um cônjuge, mas atualmente há mais chances de que permaneçam solteiros durante esses anos de tomadas de decisões determinantes.

Sim, temos inúmeras ferramentas à disposição para nos conectarmos digitalmente com familiares, amigos e colegas de trabalho, mas os relacionamentos verdadeiramente significativos não são tão comuns. De fato, apenas 1 em cada 3 jovens adultos (entre 18 e 35 anos) "sente-se profundamente cuidado por aqueles ao seu redor (33%) ou acha que alguém acredita nele (32%)".[14]

A incerteza da vida e a solidão ao enfrentá-la por conta própria normalmente aumentam a ansiedade. O estágio de vida dos jovens adultos é basicamente um período natural de ansiedade, medo e preocupação. Porém, como veremos, não precisa ser assim.

Pronto, Falei

Tragicamente, a igreja não raro fracassou em enfrentar a questão da ansiedade de forma prestativa, dizendo banalidades tão ineficazes como "Se você tivesse mais fé, não ficaria ansioso", ou clichês semelhantes que apenas fazem com que a pessoa ansiosa sinta vergonha, além de sua própria ansiedade. Pense em como isso é ridículo. Quando foi a última (ou a primeira) vez que ouviu alguém dizer: "Sabe o que curou minha ansiedade? A vergonha"? Pois é, *nunca*.

Há mais na batalha contra a ansiedade do que apenas ter mais fé. De fato, algumas das pessoas *mais devotas* que conheço *lutam contra a ansiedade* atualmente ou já o fizeram no passado, e algumas das pessoas *menos ansiosas* são as *mais descrentes*. Sugerir simplesmente que as pessoas com ansiedade apenas aumentem sua fé não é apenas inútil, mas também um insulto.

Isso *não* quer dizer que não deveríamos estar direcionando as pessoas à Palavra de Deus em busca de auxílio e orientação como uma primeira linha de defesa. Há sabedoria, conforto e orientação transformadores na Bíblia que deveriam ser oferecidos aos que estão sofrendo. Falaremos sobre isso em mais detalhes ao longo do livro.

Contudo, nossa reação quando alguém está lutando contra a ansiedade é geralmente pressionar a pessoa a se consultar com um psicólogo ou psiquiatra fora da igreja para buscar ajuda. Não me entenda mal; são profissões maravilhosas, adequadas e até necessárias às vezes. Não acredita em mim? Sou casado com uma psicóloga terapeuta que, pelos últimos dez anos, trabalhou basicamente com jovens adultos ansiosos. Se eu fosse contra a terapia, as coisas seriam muito difíceis em casa.

A profissão do psicólogo é importante. Eu mesmo fiz terapia e achei muito proveitosa. Mas, como minha esposa e milhares de outros psicólogos concordariam, a Palavra de Deus deveria ser nossa primeira linha de defesa contra a ansiedade. Tomar a atitude de se consultar com um terapeuta não deveria excluir colocar em prática os princípios que Deus nos dá para enfrentarmos a ansiedade, o medo, o pânico e a preocupação. A terapia profissional é um ótimo suplemento à Palavra de Deus, mas não a substitui.

Sei... Mas a Bíblia Não Diz Isso

Por que as pessoas ignoram o que a Bíblia diz sobre a ansiedade? Na minha experiência, é quase sempre porque entendem mal o que ela ensina quando o assunto é ansiedade, o que as leva a ver seus ensinamentos sobre o assunto como irrelevantes e ultrapassados.

Se perguntasse ao cristão médio "O que a Bíblia ensina sobre a ansiedade e a preocupação?", meu palpite é o de que obteria respostas do tipo "Ela diz para pararmos", "Ela diz para não nos preocuparmos, só orarmos" ou "Não fique ansioso; só precisa confiar em Deus".

Todas essas respostas são... bem... meio que verdadeiras, mas não totalmente.

Ao longo das Escrituras, os ensinamentos são muito mais úteis e práticos do que simplesmente "Pare de ficar ansioso". Como mencionei, dizer às pessoas para que apenas parem de ficar ansiosas não funciona. Se conseguissem "apenas parar", já o teriam feito.

A Bíblia nos dá ferramentas reais que podem verdadeiramente nos ajudar a combater a ansiedade, o medo e a preocupação. Deus nos deu tais ferramentas milhares de anos atrás, e, como aprenderemos, a ciência e a psicologia ainda estão se inteirando.

Nos capítulos a seguir, exploraremos o que a Bíblia realmente ensina e como colocar os princípios em prática de forma que nos permita sentirmos a paz real.

O que acha? Muito bom, né? Realmente acredito que nossa vida será transformada à medida que aprendermos o que Deus tem a dizer sobre a ansiedade e como aplicar essa verdade à nossa vida.

O que Este Livro *Não É*

Antes de continuarmos, permita-me esclarecer o que este livro *não é*.

Este livro não é um substituto da terapia, tampouco uma panaceia para resolver imediatamente todos os transtornos de ansiedade, pânico, estresse pós-traumático e todas as expressões de angústia.

Definitivamente, este livro *não* tem o propósito de envergonhar os ansiosos. Os cristãos que conseguem controlar melhor seus pensamentos ansiosos podem às vezes deixar aqueles de nós que lutam contra isso nos sentindo envergonhados e ainda mais ansiosos. Prometo que isso não acontecerá aqui.

Este livro *não* é contra a psicologia. A psicologia não é Deus, mas, quando aplicada e praticada corretamente, *é* um presente divino. Assim como todos os campos médicos podem nos informar sobre os diversos aspectos do nosso corpo físico, a psicologia nos dá vislumbres maiores sobre como nossa mente funciona e como retreinar nossos pensamentos para, assim, mudar nossos sentimentos.

O que Este Livro *É*

Ao longo dos dez últimos anos, trabalho como pastor em Porch, um ministério para jovens adultos na cidade de Dallas, Texas, que reúne milhares de pessoas todas as semanas para louvarem, com muitos mais participando online em diversos outros locais dos EUA. Essa função me permitiu trabalhar diretamente com dezenas de milhares de jovens. Presenciei de perto o aumento dramático de ansiedade, ataques de pânico e preocupação e os efeitos causados na vida deles. Muitos desses jovens adultos cresceram na igreja e se tornaram cristãos logo cedo, mas nunca entenderam o que a Bíblia ensina ou como colocar em prática o que ela diz.

Como resultado do que observei, comecei a priorizar o ensinamento de princípios bíblicos para oferecer uma estratégia sobre o que fazer quando a ansiedade aparece. Considere que este livro é essa estratégia. Falaremos sobre como identificar sua ansiedade e o que a está alimentando. Depois, examinaremos as ferramentas que Deus oferece para nos ajudar a sentirmos paz, aprendendo exatamente como usá-las em nossa vida. Também exploraremos as áreas mais comuns que são fontes de ansiedade entre os jovens adultos: vida amorosa, carreira, finanças e pessoal (também conhecida como insegurança).

Está prestes a descobrir por que *você* não precisa surtar, mesmo se todos os demais estiverem surtando.

O Comando Mais Repetido na Bíblia

A Palavra de Deus tem muito a dizer sobre medo, ansiedade e preocupação. De fato, o comando mais repetido em todas as Escrituras é "Não temas". Pense nisso. Deus nos diz para não termos medo muito mais do que nos diz para não assassinarmos, cometermos adultério ou roubarmos. Ele nos diz para não termos medo muito mais do que nos diz para orarmos ou amarmos o próximo. Pelo menos 366 vezes, a Bíblia nos ordena a não darmos espaço ao medo. É uma vez para cada dia do ano, mesmo nos bissextos. Fica claro que Deus não quer que vivamos uma vida possuída pelo medo.

Ninguém quer viver aprisionado pelo medo, pela ansiedade ou preocupação. Já conheci milhares de pessoas, e nunca ninguém me disse: "Estou disposto a entregar toda minha vida a Deus, menos minha ansiedade. Quero ficar com essa parte e aproveitá-la para mim mesmo."

Posso não conhecê-lo pessoalmente, mas tenho certeza de que, se houvesse um botão "eliminar ansiedade", você o apertaria.

O problema não é que não estejamos dispostos a abrir mão da ansiedade; a questão é que não sabemos como fazer isso. Neste livro, descobriremos como. A esperança aparecerá conforme você continuar virando as páginas.

Deus o ama e não quer que seja dominado pela ansiedade e pelo medo. Ele nos convida a viver uma vida marcada por Sua paz, e não por nosso pânico, e nos diz como chegarmos lá.

Está pronto para começar?

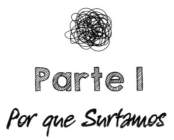

Parte I
Por que Surtamos

1

A Névoa do Medo

Identificando os Motivos da Nossa Ansiedade

Eu tenho inveja dos jardins dos outros. Preciso confessar, antes de continuarmos. Sim, eu sei, pareço um velho rabugento que grita "Fique longe do meu jardim!" para as criancinhas, mas escute o que tenho a dizer. Sou vizinho de uma família que merecia um prêmio pela maneira como cuida bem do jardim. Está sempre verdinho e exuberante. Estaria mentindo se dissesse que nunca imaginei fazer um piquenique lá.

O meu gramado, por outro lado, é todo desigual, com um monte de buracos onde a grama morreu, muito embora receba bastante água. O problema é que tem muito mato. Meu jardim parece um cara careca que está usando produtos para fazer o cabelo crescer, mas que cresce de forma bem selvagem e irregular em alguns lugares aleatórios em sua cabeça. Não sei por que, mas sou *excelente* em fazer mato crescer, mas *terrível* em fazer a grama crescer.

Cada primavera é outra estação para tentar remover o mato e cuidar da grama. Anos de tal atividade me deram uma dor nas costas e um doutorado em remoção de mato. Aprendi que, se não fizer isso, o mato e as ervas daninhas sufocam a grama ao seu redor. Literalmente, sugam a vida do seu jardim. E, a menos que arranque o mato pela raiz, *ainda* terá ervas daninhas. Você acha que as removeu, mas elas *não* sumiram e continuarão crescendo.

Às vezes, quando estou em meu jardim — chorando deitado sobre os buracos na grama me sentindo derrotado ou pensando em como meu jardim não pareceria tão mal caso eu queimasse o do meu vizinho —, percebo que aquelas ervas daninhas são um retrato da ansiedade e da preocupação em nossa vida. Se não lidarmos com elas, sufocarão nossa vida. De fato, a origem da palavra *preocupar* significa "o primeiro a tomar posse de, a apoderar-se de". A preocupação e a ansiedade apoderam-se de nós mental, emocional, espiritual e até fisicamente.

Outra coisa: assim como o mato, se a ansiedade não for arrancada pela raiz, não sumirá. Podemos até pensar que a removemos, mas logo descobrimos o contrário, e ela continuará se apoderando da nossa vida, sufocando-nos. As raízes das ervas daninhas em nosso jardim ficam embaixo da terra. E, da mesma forma, as raízes de nossa ansiedade também estão sob a superfície... da nossa mente e do nosso coração.

Boa notícia: é possível remover o mato de seu jardim, e é possível remover os sentimentos de ansiedade de seu coração. Assim como livrar-se das ervas daninhas, não é fácil, mas você consegue.

Jesus Jedi

Sobre o que você acha que Jesus pregava quando dava um sermão? Lembre-se, isso acontecia há 2 mil anos, então provavelmente não era um alerta sobre os perigos dos aplicativos de namoro, sobre a fadiga causada pelo Zoom, nem sobre relaxar assistindo à Netflix.

Temos algumas pregações de Jesus registradas na Bíblia, incluindo sua apresentação mais famosa, chamada O Sermão da Montanha, visto que Ele a faz na encosta de uma montanha.

Em suas instruções, Jesus fala sobre... ansiedade. Pense só. Acho que o povo é ansioso há muito tempo!

Nos próximos capítulos, exploraremos mais os ensinamentos de Jesus sobre a ansiedade. Por ora, quero me concentrar em algumas perguntas profundas que ele faz ao seu público no Sermão da Montanha. Acredito que ainda são relevantes para nossa ansiedade hoje.

Jesus diz:

> Portanto, eu lhes digo: não se preocupem com suas próprias vidas, quanto ao que comer ou beber; nem com seus próprios corpos, quanto ao que vestir. (Mateus 6:25)*

---

* Todas as citações bíblicas, salvo indicação em contrário, são da Nova Versão Internacional. (N. do T.)

Jesus fala sobre as coisas com as quais seu público se preocupava: comida e roupas.

Naquela época, não havia um mercado local ou uma geladeira cheia de comida. O McDonald's não abria aos domingos e... bem, na verdade ele *nunca* abria naquele tempo. Os restaurantes não existiam. Você acordava de manhã na esperança de que teria o suficiente para comer no dia.

Também não havia produção em massa de roupas. A maioria das pessoas tinha um ou dois conjuntos ao todo. Elas não podiam comprar roupas novas no shopping porque não havia shoppings! A ansiedade sobre "E se acabar a comida?" ou "E se nossas roupas ficarem gastas e não pudermos substituí-las?" era real.

Mas Jesus diz: "Não se preocupem com isso." Seja lá com o que você está preocupado, Ele lhe diria para não perder tempo se preocupando com isso. Mais explicações sobre o porquê já aparecerão, mas vamos ver uma pergunta genial que Ele faz na sequência:

> Não é a vida mais importante do que a comida, e o corpo mais importante do que a roupa?

Permita-me fazer uma pausa aqui. Por que você acha que Jesus pergunta isso? Será que está de fato em busca de uma resposta ou está sendo retórico? Visto que é Jesus — e, você sabe, *Deus* —, é seguro presumirmos que Ele sabe a resposta. Jesus quer forçar seu público a colocar os objetos de suas preocupações sob uma perspectiva maior. Ele era o mestre Jedi original dos truques mentais.

Basicamente, Ele está dizendo: *Ei, pessoal, a comida se iguala à vida? A vida só trata disso? Se tivesse toda a comida necessária até o último dos seus dias, seria isso, tipo, a melhor coisa do mundo? Sério? O objetivo da vida é realmente adquirir comida?*

Seu público saberia: *É claro que a comida não se iguala à vida. A comida é importante, mas a vida não se compara apenas à comida.*

Isso leva Jesus a fazer a pergunta lógica: *Então por que vocês passam tanto tempo da vida se preocupando com isso?*

Lembre-se, a definição bíblica de preocupação ou ansiedade não é "ter um pensamento ansioso ocasional"; é demorar-se em seus pensamentos de ansiedade. Jesus está dizendo: *Se há mais na vida do que comida e roupas, por que você dá tanto de sua vida ficando ansioso com isso?*

É assim que Ele tenta puxar as pessoas para trás, para que consigam ver melhor os objetos de sua ansiedade. Quando estamos ansiosos, ficamos tão míopes que é difícil vermos qualquer outra coisa que não seja o que nos deixa ansiosos.

Um dos motivos disso é que a ansiedade é fantástica em pegar algo pequeno e deixá-lo com proporções gigantescas. Jesus está ajudando Seu público a diminuir o poder de suas preocupações ao colocá-las em perspectiva.

Máquina de Névoa do Medo

Li certa vez que uma névoa densa e grande o suficiente para cobrir sete quarteirões de uma cidade, com 30 metros de profundidade, é composta pela água que cabe em um copo expandida em milhões e milhões de gotículas. *O quê???* Algo tão pequeno pode se expandir em algo tão grande?

Da mesma forma, o objeto de nossa ansiedade é sempre menor do que o tamanho que ele alcança em nossos pensamentos. A ansiedade opera em nossa mente como uma máquina de névoa com um copo de água, expandindo e esticando nossos pensamentos atemorizados até onde permitirmos.

Um pensamento tão pequeno como *Não sei se vou sobreviver depois que meu colega de quarto se mudar* entra na "máquina de névoa do medo" em nossa mente e cresce desproporcionadamente, deixando-nos em pânico. A simples ideia pode se expandir para algo assim:

> *Não sei onde vou morar depois que meu colega de quarto se mudar. Preciso encontrar alguém para rachar o aluguel, do contrário não conseguirei pagar e vão me jogar na sarjeta. Não conheço ninguém que esteja buscando um quarto para alugar. Talvez devesse postar algo no Facebook ou em outra rede social para encontrar alguém. Ótimo, daí vai acabar vindo aqui um psicopata que vai me matar enquanto durmo. Ah, não! Minhas opções são morar na rua ou ser assassinado! De qualquer jeito, minha vida acabou.*

Sem muito esforço, acabamos em uma "névoa de medo" que nós mesmos criamos. É paralisante e horrível. Mas lembre-se, névoas enormes vêm de uma *pequena* quantidade de água. E se pudéssemos ver nossa ansiedade como um copo de água, e não como a névoa gigante? Lidar com isso seria *muito* mais fácil. A boa notícia é que você *consegue*. Vamos descobrir como.

Ansiosos com Alguma Coisa

Se você está sofrendo de ansiedade e vai falar com um psicólogo, ele normalmente fará o que Jesus fez. Para diminuir o poder que a ansiedade está exercendo sobre você, o psicólogo fará perguntas que revelarão sobre por que você está *de fato ansioso*.

Como mencionei, sou casado com uma psicóloga — talvez porque Deus sabia que eu precisaria de terapia 24 horas por dia, e não apenas de uma ajuda ocasional. Minha esposa trabalha principalmente com jovens adultos que sofrem de ansiedade. Ela (e outros terapeutas) geralmente oferecem o seguinte. (Observação: estou prestes a lhe falar, de graça, o que custaria em média R$120 por hora com um psicólogo. De nada.)

Imagine que alguém está fazendo terapia. Vamos chamá-lo de Caio. Ele menciona que está ansioso por causa de algumas demissões que estão ocorrendo em sua empresa. Veja como o terapeuta pode tentar ajudá-lo a chegar ao âmago de seus medos.

> **Caio:** Minha empresa está em processo de enxugamento, e muitos estão sendo despedidos. Estou ansioso porque posso perder meu emprego.
>
> **Terapeuta:** Bem, e se você for mandado embora?
>
> **Caio:** Teria que encontrar outro emprego rápido, ou não vou conseguir pagar o aluguel.
>
> **Terapeuta:** E se não conseguir pagar o aluguel?
>
> **Caio:** Teria que voltar a morar com meus pais.
>
> **Terapeuta:** E se isso acontecer?
>
> **Caio:** Me sentiria muito envergonhado, como um fracassado.

Permita-me pausar esse diálogo inventado. (É minha história, então posso pausar quando quiser.)

Caio acha que está ansioso com a possibilidade de perder o emprego. O que *de fato* está causando sua ansiedade é a possibilidade de voltar a morar com os pais e *ser visto como um fracasso*. É claro, morar com os pais *não* é a definição de fracasso, mas minha observação é a de que, na verdade, ele está ansioso sobre o que os outros pensarão dele. Se quiser *perder* a ansiedade, ele precisará saber por que está ansioso, para começar.

Para combater sua ansiedade, você precisa se perguntar: *Sobre o que estou ansioso, na real?* Isso fará com que o problema desapareça? Não. Mas, pelo menos, permitirá a você que veja o que de fato está lhe causando medo. Meu palpite é o de que isso diminuirá sua ansiedade ao permitir que veja seus medos pelo que realmente são.

O mais importante é que esse também é o primeiro passo para enfrentar sua ansiedade.

Você Está Aqui

Não gosto de ir ao shopping. Fico estressado. Parece que não consigo respirar. Perco a noção de espaço, tenho dificuldade em achar a saída e preciso lutar constantemente contra a tentação de me agachar na posição fetal em algum canto abandonado e comer um pretzel.

Para evitar tal experiência no shopping que detona a minha alma, dominei a arte de fazer compras online. Você ficaria impressionado com minha habilidade de comprar tudo online só para não precisar ir até as lojas. Com exceção de uma: a da Apple. Sim, sou aficionado pela Apple. (Se usa Android, saiba que estou orando por você.)

Mais ou menos uma vez por ano, algum produto meu da Apple precisa ser consertado ou fico sabendo de um lançamento que "preciso" ter, então vou até o shopping. Estaciono, entro e dou início à minha experiência *Maze Runner*. Dou os primeiros passos pelo intricado labirinto e percebo que fiz de novo: estacionei no lado errado do shopping. Começo a pensar que as pessoas que gerenciam o shopping mudam a Apple Store de lugar a cada poucos meses. (Ou apenas não tenho senso de direção e odeio shoppings.)

Como não sei onde estou, sempre procuro a placa com o mapa que me diz onde estão todas as coisas. Parece que é o último mapa físico deixado na sociedade. Algo a respeito disso me faz sentir que estou caçando um tesouro enterrado.

Quando leio o mapa, procuro duas coisas: onde fica a loja da Apple e onde estou. Sabe aquela estrelinha que diz "Você está aqui"? Eu a amo! Porque, para eu chegar aonde quero estar, preciso saber onde estou. Sem a estrelinha, o mapa é inútil.

O mesmo se dá em nossa jornada para ficarmos livres (ou pelo menos mais livres) da ansiedade. Precisamos saber onde estamos. É necessário admitirmos que estamos ansiosos.

Muita gente fica com vergonha por estar ansiosa e finge que está tudo bem. Isso não ajuda. Pode até nos deixar *mais* ansiosos. (Agora, não estamos apenas ansiosos; também estamos ansiosos por estarmos ansiosos!) E fingir que não estamos ansiosos, quando de fato estamos, não significa que somos mais espirituais, mas que estamos em negação.

Não tenha vergonha de sua ansiedade. Você não consegue mudar o que não enfrenta. Então, *por que* está ansioso? Com o que está preocupado? O que tira seu sono? Do que tem medo?

O Primeiro Passo

Vamos desenvolver um plano para o que fazer depois que identificarmos nossas ansiedades, mas por ora só quero que seja honesto consigo mesmo ao admitir o que está sentindo. Escreva ou diga em voz alta para si mesmo. Da próxima vez em que estiver ansioso, vá atrás da ansiedade e enfrente o que está subjacente a ela, preenchendo estes espaços: *Estou ansioso com* _____, *porque* _____. Talvez, para você, seja uma destas coisas:

- *Estou ansioso com o fato de ficar solteiro pelo resto da minha vida, porque tenho medo de morrer sozinho.* (Esse tem um ar mórbido.)
- *Estou ansioso com a possibilidade de dizer algo errado no trabalho, porque tenho medo do que as pessoas podem pensar de mim.*
- *Estou ansioso em me casar, porque não quero acabar divorciado.*
- *Estou ansioso com meu financiamento estudantil, porque pode me impedir de comprar uma casa.*
- *Estou ansioso com o jardim do meu vizinho que parece pertencer a um castelo inglês, enquanto o meu se*

parece com um residencial abandonado de esquilos, porque tenho medo de que as pessoas me considerarão um fracassado.

Viu como funciona? Agora é sua vez:

Estou ansioso com _____, porque _____.

Com o que está ansioso, *de verdade*? Se você permitirá que isso sufoque sua vida, deveria pelo menos saber o que é. Caso negue ou rejeite sua ansiedade, mais cedo ou mais tarde será dominado por ela. Chegou a hora de enfrentá-la, primeiramente ao abraçá-la.

Vai Deixar Crescer o quê?

Você provavelmente já sabe disto, mas talvez nunca tenha realmente refletido a respeito. A grama e as ervas daninhas precisam do mesmo solo para crescer: *terra*. Embora você queira grama, e não mato, qual crescerá depende de você.

Da mesma forma, o medo e a fé também precisam do mesmo solo para crescer: a *incerteza*. Sem ela, o medo não pode crescer, mas tampouco a fé. As mesmas incertezas sobre o futuro relacionadas com seu casamento, seu trabalho, sua saúde, sua família e suas finanças apresentam uma oportunidade de deixar crescer sua fé ou seu medo. Assim como o mato e a grama, em termos de fé e medo, o que você deixará crescer em longo prazo depende de você.

Se começar a revelar as raízes de sua ansiedade e, depois, lidar com elas usando as verdades da Palavra de Deus, sua fé crescerá no mesmo solo em que seu medo está presente. Por quê? Porque lidar com sua ansiedade usando o que a Palavra de Deus diz sobre suas preocupações *é um ato de fé*. A fé é como um músculo: quanto mais você o usa, mais forte ele fica. O inverso também é verdadeiro: quanto menos usá-lo, mais enfraquecido ficará.

Então, dá para esperar nunca mais ficar ansioso? Não, assim como não dá para arrancar todas as ervas daninhas do jardim e esperar que nunca apareçam de novo. Os sentimentos de ansiedade provavelmente aparecerão pelo resto de sua vida. Você os identificará e atingirá suas raízes com a Palavra de Deus. *Hum, parece ótimo, mas como, especificamente?* Que bom que perguntou. É exatamente sobre isso que falaremos no próximo capítulo.

2
A Luz do Motor Acendeu

A Verdade sobre a Ansiedade

Nossa família vai com frequência ao supermercado Costco aos sábados. Visto que temos filhos pequenos, buscamos constantemente coisas divertidas e baratas para fazermos. Nossos padrões não são muito altos, e o Costco — com suas amostras grátis e o depósito gigante de coisas das quais você não sabia de que precisava até vê-las — atendia-nos bem. Então, certo sábado, não muito tempo atrás, coloquei os pimpolhos no SUV da minha esposa e sentei-me para dirigir o carro dela, planejando nos encontrarmos lá.

Logo percebi a luz do motor acesa. Liguei para ela e disse: "A luzinha do motor está acesa. Sabe por quê?"

Ela respondeu: "Ah, sim. Está acesa faz um tempo já."

"Um tempo?!", exclamei, chocado. Não conseguia acreditar que ela estava dirigindo por aí — *e por um tempo!* — com o carro berrando o máximo que conseguia "Você precisa resolver algo aqui".

Veja só, provavelmente você se identificará com um destes dois grupos quando o assunto é "luz do motor acendeu". Tem o grupo ao qual pertenço. Quando a luz acende, levamos o carro imediatamente à oficina mais próxima e resolvemos. O outro grupo pensa mais como a minha esposa: *Tenho certeza de que não é nada sério. É como se estivesse com pouca gasolina. Depois eu resolvo.*

Não importa em qual grupo esteja, acredito que podemos concordar que a luz do motor acesa é um sinal de que tem algo no carro que precisa ser consertado. *É por isso que está acesa.*

As emoções humanas negativas — como medo, ansiedade e pânico — operam exatamente da mesma forma. Quando as sentimos, elas indicam que algo está acontecendo sob a superfície de nosso coração e de nossa mente. São sinais de que algo precisa ser resolvido. Para tanto, precisamos descobrir o que as está causando. E para fazer isso, temos que entender o que causa as emoções e como elas funcionam.

Sempre que sentimos ansiedade, medo ou preocupação, a emoção envolve uma intersecção de nossas crenças e valores.[1] Experienciamos os sentimentos de ansiedade, medo, depressão ou pânico porque *acreditamos* que algo que *valorizamos* está ou pode estar ameaçado. Para lidar com esses sentimentos, precisamos entender quais valores e crenças os estão causando.

Então, aqui temos um curso de imersão sobre Introdução às Emoções. Pode guardar essas informações na pasta "Coisas que ninguém nunca me disse que me ajudam a me entender".

Valores

Se não vemos algo como valioso, então isso não evocará uma emoção. Por exemplo, quando vejo um esquilo correndo na rua, não sinto nada. Não fico em pânico nem preocupado. Caso você adore os roedores, não me julgue. (Aliás, quem ama roedores?)

Agora, quando vejo uma *criança* correndo na rua, fico com medo. Tenho vontade de ir até ela gritando "Fique na calçada, senão vai ser atropelada por um carro!" Por quê? Porque valorizo as crianças mais do que os esquilos.

Quando vejo *meus próprios* filhos correndo na rua, fico *inundado* de medo. Essas emoções ficam alvoroçadas pelo tanto que meus filhos são valiosos para mim. Você não terá ansiedade, ou qualquer outra emoção, a menos que ela envolva algo que você valoriza.

Está ansioso com a possibilidade de perder o emprego? Talvez seja porque valoriza seu salário.

Está ansioso com seu namoro? Provavelmente porque valoriza a pessoa ou o relacionamento.

Está ansioso com o que as pessoas pensam sobre você? Possivelmente porque valoriza suas opiniões.

Independentemente de seus valores serem certos, bíblicos, úteis ou adequados, eles *estão* alimentando suas emoções de ansiedade e medo.

Crenças

O mesmo é verdadeiro com relação às nossas crenças. Emoções como pânico, preocupação e ansiedade são motivadas por algo em que você acredita. O que quero dizer com "algo em que você acredita"?

Digamos que vejo minha esposa caminhando em nosso jardim e ela pisa em um daqueles raros pedaços de grama e percebo algo que acredito ser uma serpente. Sentirei medo e gritarei "Cuidado!" Mas se acredito ser um galho, e não uma cobra, não sentirei a emoção do medo. Por quê? Por causa daquilo em que acredito.

Aqui as coisas ficam interessantes. Não precisamos acreditar que algo é 100% verdadeiro para experienciarmos as emoções de medo e ansiedade. Nossa crença de que algo *poderia* ser verdadeiro é suficiente para nos colocar em "modo surtar".

Mencionei minha esposa pisando na grama. Digamos que ela esteja caminhando em direção a um galho, de fato. Se eu pensasse que *talvez* fosse uma serpente, ainda sentiria medo e preocupação. Em termos de emoções, não precisa ser verdade; apenas precisamos *acreditar* que pode ser verdade.

Sempre que estamos ansiosos, algo em que acreditamos ou que valorizamos está envolvido. Para lidar com nossa ansiedade, precisamos lidar com as crenças e os valores específicos em suas raízes. É por isso que nunca funciona alguém dizer "Não tenha medo" ou "Acalme-se". (Não dá vontade de dar um tapa na pessoa quando ela diz isso? Não? Só eu, então?) O medo desaparece apenas quando as raízes das crenças que o informam são abordadas.

Quando entende suas emoções, você tem a chave para combatê-las.

Seu Molde

Sua vida inteira é moldada por aquilo em que você acredita e valoriza. Ou seja, você não acordou hoje e disse: "Nossa! O que aconteceu?

Acredito em algumas coisas. E valorizo algumas coisas. Nada disso era assim ontem, mas agora... SIM!" Não, você chegou às suas crenças com o passar do tempo. Você foi moldado por sua família de origem, o lar onde foi criado, as amizades, experiências, pessoas influentes e os eventos traumáticos.

Nossa vida é moldada por aquilo em que acreditamos e valorizamos *e* por nossas emoções, pois nossas crenças e valores impulsionam nossas emoções. Isso explica por que duas pessoas podem estar na mesma situação, mas uma fica ansiosa e a outra não. Elas têm reações diferentes, pois têm diferentes sistemas de crenças e valores.

Talvez você tenha sido criado em um lar onde o dinheiro era mencionado como a fonte máxima de segurança. Ouvia mensagens assim: "Querido, *o que mais importa* é se formar numa ótima faculdade e conseguir um bom emprego que pague bem." Hoje talvez você fique ansioso rapidinho quando o assunto é finanças. Por quê? Porque o que você acredita ser valioso, e até "o que mais importa", está ameaçado. Mas a ansiedade que sente está arraigada em uma mentira. Para os cristãos, o dinheiro *não* é o que mais importa, tampouco é a fonte máxima de segurança; Deus é.

Talvez acredite que o conflito é sempre algo ruim. Você foi criado em um lar onde se enfatizava "Nós não brigamos", ou em uma família na qual seus pais brigavam muito e isso o deixava com muito medo. O resultado é que você abraça a crença de que o conflito é sempre negativo. Agora, sempre que um conflito acontece em um namoro, você entra em pânico e acredita que precisa terminar.

Vê como funciona? Sua ansiedade está arraigada naquilo que você crê e valoriza. A única forma de se ver livre desses sentimentos é lidar com essas crenças e esses valores com a verdade da Palavra de Deus.

Espada Rápida

Quando eu era criança, jogávamos um jogo na igreja chamado espada rápida. Era basicamente uma competição para ver quem conseguia abrir a Bíblia mais rápido no versículo que nosso professor da escola dominical dissesse. Na época, havia duas coisas que eu não entendia sobre o jogo. Primeira, por que as crianças cujas Bíblias tinham zíper na capa sempre ganhavam? Será que estava mais relacionado com o zíper em si ou com o tipo de pessoa que tem uma Bíblia com zíper na capa? Mistérios que só Deus sabe responder, acredito.

A outra coisa que nunca entendia era por que chamávamos o jogo de "espada rápida". Não tinha espada nenhuma. Só um livro. Anos depois, aprendi que a referência vem de algo que a Bíblia diz sobre si mesma e como ela age como uma espada em nosso coração e em nossa vida. Veja o que a Bíblia diz sobre isso em Hebreus 4:12:

> A palavra de Deus é viva e eficaz, e mais afiada que qualquer espada de dois gumes; ela penetra a ponto de dividir alma e espírito, juntas e medula, e julga os pensamentos e intenções [suas crenças e as coisas que são valiosas a você] do coração.

A Bíblia diz que ela é como uma espada ou uma faca que consegue cortar o que está acontecendo em nosso coração. Como uma faca feita para cortar ervas daninhas na raiz, a Bíblia é perfeitamente elaborada para nos ajudar a cortar as raízes da nossa ansiedade. Quando nos sentimos ansiosos, a Palavra de Deus pode nos ajudar a esclarecer se nossa crença é uma mentira ou se estamos valorizando algo sem valor.

Quanto mais alinhamos nossas crenças e nossos valores com o que a Bíblia ensina, mais cortamos as raízes que alimentam nossa ansiedade.

As Mentiras Escondidas

Outro dia, estava tentando ajudar meu amigo Tyler a desabafar. Ele trabalha com o ministério, então não ganha muito dinheiro, e estava surtando sobre se conseguiria pagar a faculdade dos filhos quando crescessem. Compreensível. Tive os mesmos sentimentos com relação aos meus filhos. Sei que talvez você esteja mais ansioso com seu financiamento estudantil, e não com relação a pagar a faculdade dos filhos, mas a mesma lição se aplica. Acredito que nossa conversa desenterrou a raiz das crenças que estavam criando a ansiedade dele. Permita-me ilustrar o que quero dizer:

TYLER: Às vezes fico pensando que talvez eu não consiga pagar a faculdade dos meus filhos lá na frente. Isso me estressa!

EU: E se não conseguir pagar a faculdade deles?

TYLER:	Acho que eles precisarão fazer um financiamento ou tentar uma bolsa. Talvez eles nem mesmo façam faculdade.
EU:	E se eles tiverem que fazer um financiamento ou tentar uma bolsa, ou mesmo se nem fizerem faculdade?
TYLER:	Bem, então eu me sentirei um péssimo pai. Não proporcionei aos meus filhos o que deveria. Não sou um bom pai.
EU:	É isso que Deus diz sobre um bom pai – que ele paga a faculdade dos filhos? É possível que haja um bom pai que não consegue pagar a faculdade, ou talvez um pai ruim que consiga? Na lista com as dez principais características de um bom pai, onde entraria "pagar a faculdade dos filhos"?
TYLER:	Acho que essa não é a definição de Deus para um bom pai.

Ironicamente, seu medo sufocante sobre não ser um bom pai *algum dia* estava tirando a oportunidade de ser um bom pai *hoje*. As raízes do seu medo prendiam-se a esta mentira: "Todos os bons pais pagam a faculdade dos filhos." Como a maioria das mentiras que aceitamos como verdadeiras, essa nunca foi algo em que ele decidiu acreditar conscientemente. As mentiras normalmente se infiltram em nossa psique, e até que sejam expostas como mentiras, nem mesmo percebemos que estão lá.

Não sei com o que você está ansioso, mas sei que a única forma de ter uma liberdade maior em relação a esses sentimentos é encontrar as raízes que os alimentam e substituir quaisquer mentiras ou crenças equivocadas pela verdade que vem da Palavra de Deus.

Destino: Liberdade

Certa vez, Jesus disse algo interessante sobre o que é necessário para experienciarmos a liberdade, seja de comportamentos prejudiciais ou de emoções desagradáveis, como a ansiedade:

Se vocês permanecerem firmes na minha palavra, verdadeiramente serão meus discípulos. E conhecerão a verdade, e a verdade os libertará. (João 8:31-32)

A maioria das pessoas acha que Jesus está apenas dizendo: "Leia sua Bíblia e terá liberdade." Embora eu apoie totalmente que as pessoas leiam a Bíblia, essa interpretação é simplista demais e não capta o profundo ensinamento que Ele está apresentando. Jesus não diz que deveríamos ler a Bíblia; Ele diz que deveríamos *permanecer* nela.

A palavra *permanecer* significa "continuar em um estado de espírito ou habitar em determinado lugar".[2] Jesus está dizendo que, se você aprender a viver na Palavra de Deus e a aprender com ela, conhecerá a verdade e caminhará rumo à liberdade.

Modelo TRUTH

Tudo isso é ótimo, mas como posso de fato permitir que a verdade da Palavra de Deus me liberte da ansiedade? Permita-me falar sobre uma ferramenta que um terapeuta compartilhou comigo quando eu fazia as pesquisas para este livro. É uma atividade para preencher e envolve usar o acrônimo da palavra *verdade* em inglês, *truth*. Adaptei o seguinte do modelo original criado pelo Dr. Chris Thurman.[3]

T   [Trigger] **Causa**

R   [Root] **Raiz** das Crenças e Valores

U   [Unpleasant] Emoção **Desagradável** (ansiedade, por exemplo)

T   [Truth] **Verdade** da Palavra de Deus

H   [Helpful] Reação Futura **Benéfica**

Veja como alguém pode usar essa ferramenta. Certo dia, uma jovem (vamos chamá-la de Maria) está vendo o Instagram (bem típico dela) e depara com uma amiga da faculdade que acabou de ficar noiva. Ela vê as fotos do pedido, com o noivo ajoelhado, da amiga exibindo o anel e de seus amigos e familiares na festa.

Em vez de ficar feliz por eles, Maria é pega pela ansiedade, pois está solteira e sem qualquer perspectiva de um relacionamento há muito tempo. Ela começa a sentir uma mistura de tristeza (ela não está onde quer, em termos de relacionamento) e pânico (*E se ficar sozinha pra sempre?*).

Como a verdade pode libertá-la disso?

Eu explicaria a ferramenta TRUTH a ela para ajudá-la a sentir a liberdade. No meio da ferramenta, a letra "U" é identificar a "Emoção Desagradável", que é seu pânico por estar solteira. Mas qual é a "Causa" (T) do pânico? "Ver as fotos de noivado de alguém no Instagram." Em geral, quando tentamos lutar contra nossa ansiedade, nosso foco é nos livrarmos das causas. No caso da Maria, isso pode incluir sair do Instagram ou seguir apenas quem está solteiro.

Embora esses passos possam trazer um alívio temporário, não trarão a liberdade duradoura para sua ansiedade por estar solteira. É impossível evitar as milhões de outras coisas que poderiam desencadear essa ansiedade: uma música da Taylor Swift, um comercial de joias, sua família perguntando se "conheceu alguém", e assim vai.

Para remover todas as causas, ela teria que ir viver sozinha no deserto pelo resto da vida. Contudo, viver sozinha *não* ajudaria seu medo de *estar* sozinha.

Para sentir liberdade, é importante saber as causas, mas não precisamos removê-las. Maria deve lidar com a "Raiz das Crenças e Valores" (R) que causam a ansiedade.

Qual é a raiz da crença que alimenta a ansiedade? Na vida real, essa parte exige uma introspecção devota e, talvez, ajuda de amigos cristãos confiáveis. Talvez você não encontre todas as raízes de sua ansiedade logo de primeira. Tudo bem. Pode ir enfrentando cada uma conforme as identifica.

Como inventei a Maria, também inventarei a raiz de sua crença. Será: "Se ficar solteira para sempre, minha vida não terá valor."

T Causa: Ver as fotos de noivado de outra pessoa no Instagram.

R Raiz das Crenças e Valores: Não vale a pena viver solteira.

U Emoção Desagradável: Ansiedade por estar solteira.

E a "Verdade" (T)? O que a Palavra de Deus diz sobre a crença da Maria de que "Não vale a pena viver solteira"? Ela diz que Maria está acreditando em uma mentira. É possível viver uma vida incrível apesar de estar solteira. De fato, Paulo disse que desejava que todo mundo fosse solteiro (veja 1 Coríntios 7:38). *O quê???* Isso mesmo. Porque, ao não se casar, a pessoa pode "fazer melhor" na vida ao se devotar ao reino de Deus. Outra coisa, se a crença da Maria sobre ficar solteira estivesse certa, então a vida de Jesus não valeu a pena.

Caso Maria fosse uma pessoa real, provavelmente haveria diversas crenças alimentando sua ansiedade sobre estar solteira. Talvez acreditasse que não conseguiria se manter, que não teria filhos ou que o valor de uma mulher está relacionado com sua capacidade de procriar — e nada disso está em sintonia com a Palavra de Deus.

Deus prometeu cuidar de nós, e o valor de alguém não tem nada a ver com quantos filhos tem. Conforme Maria relembra essas verdades e medita sobre elas, começa a se sentir mais livre de sua ansiedade.

Isso nos leva à última letra da ferramenta: "Reação Futura Benéfica" (H). É nossa "estratégia de aquecimento" para a próxima vez em que aqueles sentimentos aparecerem. Quer dizer, depois que identificamos as crenças e os valores que não se alinham com a Palavra de Deus e os confrontamos com a verdade divina, estamos prontos para nos perguntarmos: *Da próxima vez que algo causar essas emoções, o que farei?*

Maria decide que, da próxima vez que se sentir ansiosa sobre estar solteira, meditará em um verso estratégico da Bíblia. Filipenses 4:13 a lembrará de que já tem acesso ao único relacionamento que pode trazer contentamento, alegria e paz: seu relacionamento com Jesus. Após reler o verso, ela orará, pedindo que Deus lhe dê Sua força e que a ajude a confiar em Seu tempo.

Assim, a verdade — TRUTH — da Maria ficou assim:

- **T** [Trigger] **Causa:** Ver as fotos de noivado de alguém no Instagram.
- **R** [Root] **Raiz** das Crenças e Valores: Viver solteira não vale a pena.
- **U** [Unpleasant] Emoção **Desagradável:** Ansiedade por estar solteira.

T [Truth] **Verdade** da Palavra de Deus: Um relacionamento com Cristo é o que faz a vida valer a pena.

H [Helpful] Reação Futura **Benéfica:** Meditar em Filipenses 4:13 e pedir que Deus lhe dê força e paciência.

Dando uma Olhada no Motor

Um psicólogo com quem fazia terapia me encorajou a fazer esse exercício para ajudar a enfrentar minha própria ansiedade. Na época das consultas, nosso mundo ainda estava nos estágios iniciais do enfrentamento da pandemia da COVID-19. Mencionei que as restrições locais para os encontros de grandes grupos estavam me deixando ansioso com relação ao meu ministério.

Meus pensamentos ansiosos eram: *E se o ministério que lidero não voltar a ser como era? E se nunca mais tivermos 3 mil jovens adultos se encontrando presencialmente e milhares mais via internet?*

Eu sabia que a Emoção Desagradável (U) era a "ansiedade por não haver os encontros" e a Verdade (T) eram as "restrições locais para os encontros". Não sabia o porquê. Não tinha identificado a raiz das crenças que alimentavam meus medos.

Conforme conversava com o terapeuta, ele perguntou o que aconteceria se meu ministério não voltasse ao normal. Respondi que me sentiria um fracassado. Quando compartilhei isso, ficou claro que o sucesso do *meu ministério* é como defino o *meu* sucesso. Tinha agora uma raiz da crença de que meu valor e minha identidade vinham do meu ministério.

Ele me recordou sobre a verdade da Palavra de Deus de que minha identidade como pessoa não tem nada a ver com meu ministério. Este vem e vai. Meu valor e minha identidade vêm do fato de ser filho de Deus (veja Gálatas 4:7).

Conforme fui recitando essa simples verdade, senti a paz inundar meu ser. Senti menos medo do que possa acontecer e menos pânico com o fato de que não estávamos nos reunindo presencialmente. Agora, quando esses momentos aparecem, lembro-me de que: *Não importa o que aconteça com o ministério que lidero, não é lá que encontro minha identidade e meu valor. Eles vêm de Deus, que diz que sou Seu filho. Nada se compara a isso.* Desta forma, minha ferramenta da verdade — TRUTH — ficou assim:

T [Trigger] **Causa:** Restrições governamentais para grandes agrupamentos, sem término previsto.

R [Root] **Raiz** das Crenças e Valores: Minha identidade está no ministério que lidero. Se *ele* não tiver sucesso, *eu* sou um fracasso.

U [Unpleasant] Emoção **Desagradável:** Ansiedade de que meu ministério não volte a ser o que era caso grandes agrupamentos não sejam permitidos em um futuro próximo.

T [Truth] **Verdade** da Palavra de Deus: Minha identidade não está no que faço; está no fato de ser filho de Deus.

H [Helpful] Reação Futura **Benéfica:** Quando a ansiedade sobre meu ministério aparecer, me lembrarei de que, não importa o que aconteça ao ministério que lidero, minha identidade e meu valor não estão relacionados com isso; eles vêm de Deus.

Apenas ao separar tempo para encontrar as crenças específicas que estavam alimentando minha ansiedade é que consegui permitir que a verdade da Palavra de Deus a combatesse e me preparasse para os momentos futuros quando esses medos aparecerem de novo.

Esse não é o tipo de exercício que você faz uma vez só e acabou, mas uma ferramenta criada para ajudar a expor as mentiras que geralmente alimentam nossas emoções de ansiedade e a nos levar para a verdade da Palavra de Deus. Espero que, da próxima vez que você se sentir ansioso, isso o ajude pelo menos a dar alguns passos no sentido de descobrir as crenças que estão por trás de seus sentimentos e o que Deus tem a dizer sobre elas.

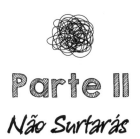

Parte II
Não Surtarás

3
Mães de Cachorros

Confiando em Deus quanto às Nossas Necessidades

Mães de cachorro, mano. Você já ouviu sobre as "mães dedicadas". Agora há um fenômeno crescente em nossa cultura chamado *mães de cachorros*. É exatamente o que parece. Elas não se veem como donas de um animal de estimação, mas como a mãe de um cachorro. Elas mimam seus bebês peludinhos com amor e afeição como se os animais fossem seus próprios filhos. São conhecidas por organizarem encontros com outras mães de cachorros para que seus "filhos" brinquem juntos, dando a eles comida gourmet, presentes no Natal, vestindo-os com roupa de frio, e assim vai. Uma grande amiga minha é um exemplo bem extremo disso. Não quero dar os nomes aqui, mas ela se chama Emily.

Ela é a mãe de cachorro mais intensa que já conheci. Para ela, seus cães são realmente filhos. Lembro-me de ela dizer certa vez: "Sempre que vou para uma loja de departamentos, é uma oportunidade de comprar um brinquedo novo para meu bebezinho." Ela escolhe as fantasias de Halloween para o cachorro dela com meses de antecedência. Sim, fantasias para cachorros. Tem que ver...

A Emily até dá nomes *compostos* para seus cães. Talvez você já tenha conhecido alguém com nome composto. A pessoa diz "Oi, me chamo Maria Clara", mas quando você a chama só de "Maria", ela o corrige rapidamente: "Meu nome é Maria Clara." A Emily faz o mesmo com seus cães. "Este é Cooper James." Nem pense em chamá-lo só de Cooper. Se fizer isso, pode esperar que Emily ficará bravinha: "Na verdade, é Cooper James." Cachorros com nomes compostos. Realmente chegamos a esse ponto.

É impressionante até onde ela vai para cuidar de seus cachorros. Por quê? Porque ela realmente os ama. (Também pode ter uma pitada de psicose envolvida, mas não fui eu que disse isso. Só disse que ela ama muito seus cães.)

Com isso em mente, deixe-me fazer uma pergunta. Pronto?

Você acha que ela ama seus cachorros mais do que Deus ama você? Acha que ela *pensa* em seus cães mais do que Deus pensa em você? Acredita que ela *valoriza* seus cachorros mais do que Deus o valoriza? Meu palpite é que você respondeu: "Não, claro que não."

Porém, para muitos de nós, nossa mentalidade não é: *Tenho um Pai amoroso que cuida de mim.* É mais comum ser algo como: *Se eu não fizer o suficiente, tudo vai ruir.*

Observação de Pássaros

No meio do sermão de Jesus sobre a ansiedade, ele abordou uma questão parecida junto ao seu público:

> Observem as aves do céu: não semeiam nem colhem nem armazenam em celeiros; contudo, o Pai celestial as alimenta. *Não têm vocês muito mais valor do que elas?* (Mateus 6:26)

Quando Ele disse isso, estava ensinando ao ar livre. Meu palpite é que olhou para cima, viu alguns pássaros voando e pensou: *Vou mostrar a essas pessoas o que quero dizer.*

Ele diz: "Olhem só aqueles pássaros voando lá em cima." Aqui provavelmente todo mundo pensou *Ah, não!,* e começaram a cobrir a cabeça. Jesus continua: "Não sabem o que os pássaros não fazem? Não plantam nem colhem. Não guardam cuidadosamente a comida para o futuro por causa de sua ansiedade em ter o suficiente." Lembrando, as pessoas que O ouviam guardavam comida para o futuro porque estavam ansiosas em ter o suficiente.

Para nós, talvez Ele dissesse: "Vejam aqueles pássaros. Eles não contribuem para uma previdência privada. Eles não usam um calendário para organizar seus deveres, nem controlam o orçamento para sair das dívidas. Eles não têm perfis no Hinge ou no Bumble para encontrar um cônjuge. Eles não fazem nada das coisas responsáveis que vocês fazem, contudo, Deus cuida deles."

É quase como se Jesus estivesse nos dizendo: "Os pássaros lá em cima mal tentam. Eles ficam voando e procuram uma minhoca para comer. De repente, veem outro pássaro e pensam: *Até que ele/a é gostoso/a. Vou me acasalar com ele/a.* Depois, decidem: *Deveríamos ir para o sul, pois está ficando frio.* Um deles pergunta: 'Deveríamos decidir onde exatamente no sul? Não seria bom reservar um Airbnb?' Então, ambos riem, e o outro diz: 'Não, não. Damos um jeito quando chegarmos lá.'" Os pássaros são irresponsáveis ao extremo, mas Deus cuida deles.

O que nos leva de volta à pergunta de Jesus:

> Não têm vocês muito mais valor [para Deus] do que eles?

Adoro essa pergunta. Na época de Jesus, os pássaros estavam entre os animais *menos* valorizados. Posteriormente, Ele diz que dava para comprar dois com uma moedinha:

> Não se vendem dois pardais por uma moedinha? Contudo, nenhum deles cai no chão sem o consentimento do Pai de vocês. Até os cabelos da cabeça de vocês estão todos contados. Portanto, não tenham medo; vocês valem mais do que muitos pardais! (10:29-31)

Com uma moedinha, você poderia comprar dois pássaros! Veja, não sou fera em matemática, mas com base em meus cálculos, o valor de um pássaro seria... espera, acho que consegui... *meia* moedinha.

Pense na pergunta de Jesus: "Não têm vocês muito mais valor do que um pássaro?" Ou, para os economistas de plantão: "Não têm vocês mais valor para Deus do que meia moedinha?"

Você é um ser humano feito à imagem de Deus. Ele criou algumas coisas incríveis, mas nada se compara a você, nem de perto — sim, *você* —, pois foi criado à imagem dEle. Pense nisso! Comparado a você, o Grand Canyon faz Deus ficar bocejando. Enquanto Deus pensa em você, se um anjo apontar para a aurora boreal, Ele faz, tipo, "ahã". A Grande Barreira de Corais? As Cataratas do Iguaçu? *Não* foram feitas à imagem de Deus. Sem graça nenhuma, quando comparadas a você. O que Deus considera valioso é *você*. Jesus não veio ao mundo dar sua vida pelos pássaros; foi por você.

Então, se Deus se importa tanto com um pássaro para cuidar de suas necessidades, não fará o mesmo por você?

Jesus não está dizendo para não tentarmos. Ele não é um coach bizarro que nos orienta: "É só ficar sentadinho aí sem fazer nada, e tudo vai bater à sua porta!" Não, a Bíblia não ensina isso. Devemos ser diligentes e trabalhar bastante. Mas, em última instância, Jesus está nos dizendo: "Não coloque sua confiança em sua habilidade de cuidar de si mesmo ou de prever o futuro; coloque sua confiança em Deus."

Podemos descansar na provisão divina.

Roupa de Grife

Jesus toca a mesma questão ao mencionar a ideia das flores e das roupas. Ele diz:

> Por que vocês se preocupam com roupas? Vejam como crescem os lírios do campo. Eles não trabalham nem tecem. Contudo, eu lhes digo que nem Salomão, em todo o seu esplendor, vestiu-se como um deles. (6:28 e 29)

Jesus olha ao redor e aponta para as flores crescendo no campo. Ele diz: "Vejam como são lindas aquelas flores. Nem o Rei Salomão teve roupas tão admiráveis." Caso precise de uma recapitulação, Salomão foi o rei de Israel cerca de mil anos antes da época de Jesus. Era rico e conhecido por gostar das coisas finas da vida. Salomão era tipo o cara que aparecia no programa *MTV Cribs* exibindo sua luxuosa mansão e a garagem cheia de Lamborghinis.

Alguns colégios fazem álbuns da turma, e é necessário votar nos colegas para vencerem algumas categorias. Tinha o "mais atlético", "com mais chances de ter sucesso" e "com mais chances de ser famoso". (Eu não ganhei a categoria "com mais chances de destruir seu próprio jardim", mas deveria.) Bem, se a Bíblia fizesse algo assim, o vencedor da categoria "mais bem vestido" teria sido, sem sombra de dúvidas, o Rei Salomão.

Mesmo assim, por mais renovado que fosse seu guarda-roupas, ele empalidecia em comparação com a maestria e a elegância das flores do campo.

Jesus continua:

> Se Deus veste assim a erva do campo, que hoje existe e amanhã é lançada ao fogo, não vestirá muito mais a vocês? (verso 30)

Já passamos por isso. Você leva flores para casa, admira sua beleza e as lança ao fogo. (Brincadeira. Acho que só os sociopatas fazem isso. Espero que você nunca tenha feito.)

Então, por que Jesus diz que as pessoas queimam as flores? A palavra *fogo* é traduzida de uma palavra grega que significa "forno".[1] Naquela época, quando queria assar algo, você tinha que fazer fogo dentro de um forno. O acendimento era, normalmente, feito com mato e flores secas coletados dos campos próximos. Em outras palavras, o marido que chegava em casa com rosas estava levando suprimentos para cozinhar. Ele diria: "Veja, querida, trouxe 'acendimento'!"

Essa anedota mostra como a ilustração feita por Jesus sobre as flores prova Seu argumento. Se Deus veste o solo com lindas flores que vivem um dia e depois são destruídas, não vestirá e cuidará de seus próprios filhos?

Seu Pai celestial *cuidará* de suas necessidades.

Jesus Piadista ("Fielzinhos")

Para mim, a melhor série de comédia de todos os tempos é *Seinfeld*. Sempre que assisto a um episódio, não consigo parar de rir das conversas hilárias, com as quais me identifico, entre Jerry, George, Kramer e Elaine. (Se você gosta da série, acho que seríamos amigos. Se não gosta, vou orar por você... e por todos os usuários de Android aí.)

No episódio intitulado "Os Casacos de Chuva",[2] Elaine tem um novo namorado. Sua maior falha fica imediatamente óbvia: ele *fala perto demais.** Como assim? É tipo alguém que fica muitíssimo perto do

---

* No episódio, eles usam o termo *"close talker"*, ou "falador perto". É um termo inventado na língua inglesa. [N. do T.]

seu rosto ao falar com você, muito desconfortável. Esqueça o espaço pessoal. Dá para sentir o hálito quente da pessoa enquanto ela fala. Elaine acaba terminando com ele por causa disso. (Outros motivos para términos de relacionamento no programa incluem comer ervilhas uma por uma, não usar pontos de exclamação e quando uma mulher tem "mãos de homem". Agora, se precisar de um motivo para terminar com seu docinho, já tem algumas opções. Só isso talvez já tenha valido ter comprado este livro!)

O termo *falar perto demais* é hilário por alguns motivos. A maioria de nós conhece alguém que faz isso, que não tem senso de como fica desajeitadamente perto de você quando fala. Não importa quem seja essa pessoa, apenas oro para que não coma muito alho. Se você não conhece ninguém assim, talvez *você* seja essa pessoa. (Só pensando em voz alta aqui.)

É também uma expressão inventada, mas que não precisa de explicação. *Falar perto demais* [ou *falador perto*] não é um termo que você verá no dicionário, mas não precisará de um. É autoexplicativo.

Em Mateus 6, bem no meio da explicação sobre as provisões divinas, Jesus inventa sua própria expressão, que, semelhantemente, tem uma genialidade hilária e que é autoexplicativa: "Homens de pouca fé" (verso 30).

O significado de "homens de pouca fé" (ὀλιγόπιστοι) não aparece em nenhum outro lugar da literatura grega antes disso, e o termo é usado apenas por Jesus na Bíblia. Os acadêmicos acreditam que Ele simplesmente inventou a palavra.[3] Ele pegou duas palavras gregas para "pequeno" e "ter fé", juntou-as e criou o termo *fielzinho*. Assim como *Seinfeld* fez com *falador perto*.

É praticamente como se Jesus estivesse sendo cômico, tentando ajudá-los a ver como é maluco acreditar no que alegam sobre Deus *e*, ao mesmo tempo, ficar ansioso. É como se Ele estivesse dizendo: *Vocês acreditam que Deus criou tudo — os pássaros, toda a criação, os céus, a lua, as estrelas, e, contudo, Ele não tem o necessário para cuidar de vocês? Vocês são um bando de "fielzinhos".*

De forma leve, Jesus apresenta uma poderosa verdade. Há uma relação direta entre o tamanho da sua *fé* e o tamanho da sua *preocupação*.

Assim como aqueles a quem Jesus falava, *nós* também acreditamos na grandeza de Deus, mas temos dificuldade em pensar que Ele

Confiando em Deus quanto às Nossas Necessidades • **31**

cuida das nossas necessidades básicas. Felizmente, Jesus não terminou ainda. Na sequência, Ele dá ao Seu público o motivo para não serem ansiosos.

Quem É Seu Papai?

Imagine que estamos de boa em casa e eu digo: "Ei, vamos almoçar. É, vai ser legal. Vamos no meu carro, eu dirijo." No caminho, você diz: "Cara, esqueci minha carteira!"

"Não se preocupe", respondo.

Chegamos ao restaurante. Estamos comendo de boa. Após terminarmos, o garçom pergunta: "Divido a conta?"

"Sim", respondo.

Você me olha e pergunta: "Como assim, dividir a conta? Você me disse para não me preocupar. Eu falei que esqueci a carteira!"

Caso eu responda "Ah, você achava que eu ia pagar para você? Não. Só não queria que se preocupasse. Nunca é divertido se preocupar. Só estava tentando encorajá-lo", provavelmente você diria "Você é um péssimo amigo, e um pouco doido". E estaria certo.

Deixe-me perguntar-lhe algo que espero que dê uma reviravolta em sua ansiedade. Será que Deus seria um Deus bom se dissesse: "Não se preocupe, mas *não* vou cuidar de você"? Claro que não! Jesus disse inúmeras vezes: "Não se preocupe." Qual é Sua lógica? Como podemos de fato não nos preocupar?

Temos um Pai celestial que cuida de nós. Ele diz:

> Não se preocupem, dizendo: "O que vamos comer?" ou "o que vamos beber?" ou "o que vamos vestir?" Pois os pagãos é que correm atrás dessas coisas; mas o Pai celestial sabe que vocês precisam delas. (versos 31 e 32)

A palavra *pagão* é outra maneira de descrever aqueles que não são cristãos ou que não têm um relacionamento com Deus. Jesus está dizendo: "Lembre-se, você é diferente dos pagãos. Você tem um Pai celestial que promete suprir todas as suas necessidades. Lembre-se de quem é seu Pai no Céu. Ele sabe do que você precisa e prometeu cuidar de você."

Até onde Deus iria para cuidar de você? Ele enviou seu único Filho para morrer na cruz em seu lugar. Não há distância que nosso Deus não percorrerá para cuidar de seus filhos.

Como cristãos, a ironia de nos preocuparmos ao longo desta vida é que confiamos em Deus quanto à nossa vida eterna. Então, ficarmos ansiosos é o mesmo que dizermos: "Deus, confio em você por toda minha eternidade, só que não para minha entrevista de emprego na quinta."

Trabalhe bastante. Seja responsável. Prepare-se para a entrevista. Candidate-se à vaga. Prepare suas respostas inteligentes com os truques da mente Jedi para quando o entrevistador lhe perguntar sobre suas fraquezas.

Faça todas as coisas certas que deveria fazer. Mas, no fim do dia, lembre-se de quem é seu Pai celestial. É Ele quem prometeu: "Você está Comigo. Vou suprir suas necessidades. Pode vir no Meu carro. Eu pago." Assim como todo mundo, os cristãos não sabem o que o futuro trará. Mas sabemos Quem controla o futuro. Lembre-se de quem é seu Pai celestial e do que Ele prometeu.

O Segundo Comando Mais Repetido na Bíblia

Se déssemos medalhas olímpicas para os comandos mais repetidos na Bíblia, "Não temas" levaria o ouro. Qual ganharia a prata?

"Lembre-se."

Deus quer que Seu povo se lembre. Que se lembre de quem é seu Deus. De Suas promessas. Do que Ele fez, do que pode fazer e do que fará. Ele nos comanda a nos lembrarmos. Provavelmente diz isso com tanta frequência porque temos uma atenção de curta duração e porque nos esquecemos do que comemos no café da manhã, e muito mais de quem é Deus.

Jesus diz ao Seu público: "Lembrem-se de quem são — filhos de Deus — e de quem é seu Pai celestial. Ele os ama e cuidará de vocês."

Lembra-se da Emily, a mãe de cachorros? Para ser honesto, não é difícil para mim acreditar que Deus me ama mais do que a Emily ama seus cães. Mas sabe em que tenho dificuldade de acreditar? Que, de acordo com a Bíblia, não há um pai ou uma mãe que ame seu filho mais do que Deus ama você (veja 7:11). De todas as verdades na Bíblia, esta é a mais difícil para eu acreditar. Por quê? Tenho um filho de 4 anos chamado Crew e uma filha de 2, a Monroe. (Nós a chamamos Mo-Mo. Ela é uma espoleta!)

Dizer que eu os amo é um eufemismo. Faria qualquer coisa para suprir suas necessidades, cuidar deles e protegê-los. Por que são crianças? Não. Porque são *minhas* crianças.

O quanto os amo pode quase me tornar um protetor irracional. Recentemente, minha esposa e meu filho chegaram em casa após a natação dele. Entraram, e perguntei: "Como foi?"

"Ele não gostou. Não se comportou bem e, na verdade, não conseguiu fazer os exercícios como as outras crianças", respondeu ela.

Entrei em modo protetor imediatamente, algo que nem fazia sentido, como se estivesse agora pessoalmente insultado pela natação. Pensei: *Sério? Sério mesmo? A natação está chateando meu filho. Quem a "natação" pensa que é? Por que as pessoas precisam nadar, para começar? É algo idiota! Não vivemos perto do mar. Ele não precisa nadar.*

Depois, percebi o absurdo de brigar mentalmente com a natação, como se ela fosse um valentão do colégio. Mas é difícil não fazer isso, pois amo meu filho.

Seu Pai celestial o ama muito mais do que qualquer pai já amou seu filho. Da próxima vez que ficar ansioso, lembre-se do amor de Deus e de Sua promessa de suprir suas necessidades. Isso significa que você conseguirá sempre tudo o que desejar? Não. Mas ele suprirá suas necessidades.

Certo, David, mas e se eu ficar preocupado com coisas que estão além das minhas necessidades?

Boa pergunta, porque muitas de nossas preocupações não são sobre coisas de que *precisamos*, mas sobre coisas que *queremos*. É exatamente sobre isso que Jesus fala a seguir.

4
Um por Cento de Chance
Abrindo Mão do Desconhecido

Com uma única frase, nosso mundo mudou. "Há uma possibilidade de que sua filha tenha uma anomalia cromossômica que, caso se confirme, significa que ela tem 1% de chance de sobreviver."

Três meses antes, minha e esposa e eu descobrimos que estávamos grávidos. Ou, mais precisamente, que *ela* estava grávida, mas estou pegando um pouquinho dos créditos.

Não estávamos só felizes em aumentar a família; estávamos *eufóricos*. Contamos imediatamente a notícia aos familiares e amigos, começamos a planejar onde seria o quarto do bebê, como a chegada dele no verão mudaria nossos planos já feitos para as férias, e passamos a escolher os nomes em potencial — que é sempre um processo praticamente impossível. Muitos nomes foram removidos rapidamente para a lista "não é uma opção". Tivemos de eliminar nomes de pessoas que já tínhamos namorado, nomes que rimam com partes do corpo, de pessoas de quem não gostávamos no colégio, que parecem palavrões e os recentemente usados por nossos conhecidos. A lista cresceu em um piscar de olhos!

As grávidas precisam ir bastante ao médico. Em uma das consultas de rotina da minha esposa, o médico prescreveu um exame de sangue para verificar a saúde do bebê, e que também indicaria o sexo. Coisas de rotina.

Então, duas semanas depois, às 21h30 de uma quarta-feira no início de dezembro, o telefone da minha esposa tocou. Ela me chamou, lá no quarto. Dava para dizer que havia algo errado. Apontando para o telefone, disse: "É o médico. É sobre o bebê." Sentei-me perto dela. Ela ativou o viva-voz para eu ouvir também.

Permita-me fazer uma pausa rápida. Não conheço muito da área médica (meu conhecimento se limita ao que leio no aplicativo WebMD), mas sei que, quando o médico liga às 21h30, não é normal. Ele não estava ligando só para ver se estava tudo bem e perguntar: "Quais os planos para o fim do ano?"

Ele disse: "Recebemos os resultados do exame de sangue e descobrimos que vocês vão ter uma menina. Sabemos disso porque apareceu uma anomalia cromossômica que só dá em meninas. Se ela se confirmar, há 99% de chances de que ela morra antes de sair do útero. Caso esteja no 1% que sobrevive ao nascimento, precisará imediatamente de uma cirurgia cardíaca ou de transplante do coração. Ela terá complicações severas para o resto da vida. Terá anormalidades físicas, nunca poderá ter filhos e não viverá uma vida normal."

Sabe quando está assistindo a um filme e uma bomba estoura, e tudo que ouve é a explosão barulhenta e depois um silêncio ensurdecedor? Eu me senti assim. Estava em choque. Medo, tristeza, confusão e ansiedade inundaram meu coração. Naquela noite, uma jornada desesperada teve início. Durante os seis meses seguintes, orávamos diariamente: "Deus, não queremos que nossa bebê morra. Pode, por favor, permitir que ela viva?" Não havia nada que eu quisesse tanto quanto a vida da nossa bebê.

Honestamente, a maioria das nossas preocupações é sobre o que queremos, e não sobre aquilo de que precisamos: *quero* estar casado até tantos anos; *quero* conseguir o emprego; *quero* ter dinheiro para pagar o financiamento estudantil; *quero* ter saúde; *quero* poder ter filhos; *quero* ter sucesso; *quero* que as pessoas me aceitem. Se *preciso* dessas coisas, é irrelevante; é o que *quero*. Nossos desejos são nossas esperanças, nossos sonhos e nossas vontades. O pensamento de que não aconteçam cria, compreensivelmente, a ansiedade.

Em algum momento de sua vida, você será confrontado com coisas que não acontecem como queria. Para nós, *queríamos* desesperadamente que nossa filha ficasse bem. Seria possível não *ficarmos* sobrecarregados de medo e pânico pelo pensamento de que isso não ocorresse? Acontece que sim.

O Verso Mais Mal-entendido sobre a Ansiedade

Após explicar que Deus cuidará de nossas necessidades (veja Mateus 6:31 e 32), Jesus responde à pergunta: "E quanto aos meus *desejos*, Jesus?" Ele apresenta uma *solução* que é tão útil e prática que foi totalmente transformadora em minha vida:

> Busquem, pois, em primeiro lugar o Reino de Deus e a Sua justiça, e todas essas coisas lhes serão acrescentadas. (verso 33)

A ideia de "Buscar em primeiro lugar" é bem simples e direta. Significa considerar algo como o mais valoroso ou abraçá-lo como a primeira prioridade em sua vida. Isso está claro.

Mas devemos fazer isso com "o Reino de Deus"? O que exatamente isso significa? Tipo, como busco o Céu? E como isso ajuda minha ansiedade?

Acredito que muitos de nós compreendemos mal esse verso. Talvez você achasse que Jesus estava dizendo "Não se preocupe; apenas faça a viagem missionária", ou "Não se preocupe; apenas leia mais a Bíblia", ou "Não se preocupe; apenas vá para a igreja". São todas coisas ótimas para fazer, mas se essa é sua conclusão, está perdendo o poder do que Jesus diz nesse verso.

A palavra *reino* ao longo do Novo Testamento vem da palavra grega *basileia*. Ela não se refere a um local geográfico no mapa, mas ao domínio ou reinado de um rei.[1] Nesse caso, o Rei é Deus.

Então, o que Jesus está realmente nos dizendo é para *colocarmos a vontade de Deus, os planos dEle e Seus desejos como prioridade máxima em nossa vida* e que, se fizermos isso, começaremos a experienciar a paz. Por quê?

Porque no âmago de quase toda nossa ansiedade está o medo de que as coisas não aconteçam como *queremos*. Qual é outra palavra para quando as coisas acontecem do jeito que queremos? É nossa *vontade* para a vida. Ou poderíamos dizer que são nossos *planos*. Quer outra palavra? Veja esta: é nosso *reino*.

Quando me preocupo, é quase sempre sobre o reino de David, os planos de David, os desejos de David, as vontades de David. *Onde vou morar? Como vou pagar as contas? Como posso garantir uma boa saúde para mim e minha família?*

Talvez isso o surpreenda, mas nunca perdi o sono tentando saber quando qualquer dos meus amigos se casará. Já pensei sobre isso. Já orei por eles. Eu me importo. Mas nunca me senti ansioso. Por quê? Pois é difícil criar a emoção da ansiedade. Ela nos atinge ou não, e quase sempre nos atinge quando é algo relacionado ao *nosso* reino.

Novamente, para ser claro, ao dizer *nosso reino*, quero dizer os planos, desejos e objetivos que temos para nossa vida.

Visto que estamos sendo honestos, também nunca fiquei ansioso sobre se Deus tem o que é necessário para cumprir *Seus* planos e objetivos em nosso mundo. *Deus, estou preocupado com todas as pessoas na Ásia que não são cristãs. Não sei se Você tem o que é necessário para salvá-las. Só estou preocupado.*

Isso nunca aconteceu. Certamente me importo com elas, mas nunca me senti ansioso com relação a elas.

Fico preocupado com *meus* filhos, *minhas* finanças, *meu* futuro. O que isso tudo tem em comum? *Eu!* Minha ansiedade *não* é sobre os planos de Deus para minha vida, mas sobre os meus. Mas Jesus diz: "Se *abrir mão* de sua vontade e de seus planos e abraçar os de Deus como a prioridade máxima em sua vida, mesmo quando contradizem os seus, vai começar a sentir paz."

Parece bom, muito bom. Mas para que aconteça, devemos entender como.

Passeios de Carruagem

Recentemente, fiz um passeio turístico de carruagem pela área histórica de Charleston, Carolina do Sul, nos EUA. A família estava de férias, e nos disseram que não podíamos perder esse passeio. Então, acabamos todos sentados dentro de uma carruagem puxada por dois cavalos grandes e conduzida por um homem vestido como se vivesse nos dias coloniais. Não sei de quem tive mais pena: dos cavalos puxando a carruagem ou do cara vestindo uma peruca branca colonial no clima com mais de 35 °C.

Como um comissário de voo, o homem primeiramente deu algumas instruções que deveríamos seguir no passeio. "Por favor, mantenham as mãos e os braços dentro da carruagem. Permaneçam sentados durante todo o passeio. Não é permitido comer ou beber durante o passeio. Ao sair da carruagem, para evitar levar um coice, não caminhe perto das patas traseiras dos cavalos. Não tente alimentar os cavalos."

Provavelmente havia mais algumas, mas é realmente difícil levar a sério um cara que usa o que parecia ser uma fantasia de Benjamim Franklin comprada em uma loja de festas.

O fato é que os passeios não seguem o mesmo trajeto. O guia só recebe a rota quando todos embarcaram. Por quê? Há tantos turistas no local ao mesmo tempo, que eles precisam evitar... o tráfego de cavalos. (Não sei se é o termo técnico para isso, visto que venho de um mundo sem... tráfego de cavalos.)

Cada passeio de carruagem é sincronizado com um programa que a empresa de passeios informa apenas ao guia. Isso significa que não dá para prever ou selecionar qual passeio você fará. Não dá nem para escolher qual área da cidade gostaria de ver. É só esperar e ver aonde seu condutor o levará.

Deixe-me perguntar-lhe: quais sãos os planos de um guia turístico para todo mundo que faz seu passeio de carruagem? São as instruções que ele dá ou a rota pela qual planeja levar seus passageiros?

São *ambas*. Ele quer que todos sigam suas instruções do início, ao mesmo tempo em que os leva em um passeio com voltas e paradas que só ele conhece.

Os planos de Deus para nossa vida funcionam da mesma forma. Sim, eles incluem instruções que Ele quer que sigamos para nos proteger e ajudar ao longo da jornada. Felizmente, obtemos tais informações na Bíblia, e não de um homem usando calças apertadas e sapatos de madeira (porque seria muito esquisito, não?).

Os planos de Deus para nossa vida também incluem uma rota na qual Ele nos guia, com várias paradas ao longo do caminho. Não conhecemos as voltas que acontecerão, mas *Deus* conhece, e Ele é o guia turístico mais confiável que existe.

Se conseguirmos aprender a abrir mão de nossos planos e a abraçar os planos de Deus, mesmo quando contradizem os nossos, começaremos a experienciar a paz.

Abrir Mão e Abraçar

A arte de abrir mão de seus planos não significa fingir que não tem nenhum. Deus o ama e quer que você expresse suas esperanças e seus desejos a Ele.

Buscar o Reino de Deus, em primeiro lugar, significa confiar nEle e querer o que Ele quer, não importa se isso inclui tudo o que nós queremos. Afinal, Deus é soberano, o que significa que está no controle de tudo. Se Ele não quer que eu consiga o emprego, então *não* conseguirei. Se Ele não quer que me case, *não* me casarei. Se Ele quer que minha esposa tenha um filho enquanto estou fora do país, *vai* acontecer. Não tenho como impedir os planos de Deus.

Talvez você precise de um emprego. Você fez tudo para encontrar um, mas nada. Finalmente encontra um que seria ideal. Candidata-se e faz a entrevista. Então, fica esperando a resposta. Abraçar os planos de Deus seria ir a Ele em oração e dizer algo assim: "Deus, você sabe como preciso desesperadamente desse emprego. Se não conseguir, não sei o que vou fazer. Por favor, permita-me consegui-lo. Mas se não der, pois não é Sua vontade, confio em você. Amém."

Talvez você seja solteiro, e parece que todos seus amigos estão se casando, então está ansioso sobre se vai se casar algum dia. Neste caso, abrir mão e abraçar seria como orar: "Deus, sinto que minhas opções para me casar estão ficando cada vez mais raras. Quero um cônjuge devoto. Pode, por favor, permitir que o casamento seja parte da minha história? Mas se não for o caso, confio em Você. Não quero ficar solteiro para sempre, mas se for o que planejou para mim, confio em Você."

Abra mão de seus planos, abrace os de Deus e, em troca, sentirá paz.

Aprender a abrir mão do que queremos e abraçar o que Deus quer é essencial, pois mais cedo ou mais tarde a vida *não* acontecerá como queremos. Talvez você não consiga entrar para a universidade que queria. O câncer retorna. O relacionamento não dá certo. Seus pais se divorciam. Você é demitido.

A vida nos dá cartas que não pedimos. Nesses momentos, temos duas opções: escolher confiar no plano de Deus e receber a paz, ou não confiar nEle e receber a preocupação. Dito de outro modo:

> Não ter tudo o que queremos e... nos preocupar.
>
> Não ter tudo o que queremos e... recebermos a paz.

Ter tudo que queremos na vida *não* é uma opção, mas, felizmente, a paz é.

Quando Jesus Ficou Sobrecarregado

Jesus não apenas ensinava os outros a abrir mão de seus planos e a abraçar os de Deus; Ele mesmo fazia isso. Ele colocou esse princípio em prática na noite que Lhe causou a maior ansiedade de Sua vida.

Alguma vez já pensou sobre seu futuro e sentiu tristeza? Jesus sabe como é. Não consigo imaginar o que Ele sentiu horas antes de ser preso, torturado e crucificado, sendo separado pela primeira vez de Seu Pai celestial no processo. Jesus viu tudo o que aconteceria e disse: "A minha alma está profundamente triste, numa tristeza mortal" (Marcos 14:34). O que você faz num momento assim?

Jesus orou. Sua prece é o exemplo máximo de abrir mão das próprias vontades e escolher querer o que Deus quer:

> Prostrou-se e orava para que, se possível, fosse afastada dele aquela hora. E dizia: *"Aba,* Pai, tudo te é possível. Afasta de mim este cálice; *contudo, não seja o que eu quero, mas sim o que tu queres."* (versos 35 e 36)

Jesus diz: "Deus, Você pode fazer qualquer coisa. Por favor, permita outro caminho. Não quero morrer na cruz e ficar separado de Ti. Mas se essa for Sua vontade, confio em você. Confio em Seus planos, mesmo quando contradizem os meus."

Quando se sentir sobrecarregado pela ansiedade, ore. Volte-se a Deus e expresse seus desejos a Ele, mas abrace uma postura que diz: *Sua vontade e não a minha, Deus.* Ela produz paz.

Então, sobre o que você está ansioso? O que teme que pode ou não acontecer? Está disposto a confiar em Deus com relação a tudo? Confiar nEle com relação a tudo não mudará o que Ele fará, mas mudará *você.*

Duas Opções

No início deste capítulo, contei sobre como foi um pesadelo ouvir a respeito da possibilidade da nossa filha ter uma anomalia que indicava

99% de chances de que não viveria fora do útero. Descobrimos isso quando minha esposa estava no terceiro mês de gestação. Disseram-nos que não havia como confirmar se a bebê realmente tinha a anomalia até que nascesse — *se* vivesse até lá.

Passamos os seis angustiantes meses seguintes orando para que Deus poupasse nossa filha. "Deus, queremos que ela viva. Por favor, permita que esteja tudo bem com ela. Mas não importa quais sejam Seus planos para nós e para ela, confiamos em Você."

Sentia-me totalmente impotente. Não sabia no que pensar: se ela viveria, quando ela nasceria e como seria caso ela sobrevivesse.

Só conseguia pensar em decidir se confiaria em Deus.

Continuaria me apegando ansiosamente aos meus planos, muito embora, na verdade, não conseguia controlar nada? Ou abriria mão deles e abraçaria o plano de Deus, não importa qual fosse? Duas opções:

> Poderia não estar no controle e ter preocupações.
>
> Poderia não estar no controle e ter paz.

De qualquer jeito, *não* estou no controle. Mas, se abrir mão do que quero e abraçar o que Deus quer, posso ter paz, em vez de pânico.

Queria poder dizer que todos os momentos durante aqueles seis meses foram de paz. Mas não posso. Tenho que admitir que não sei nem se a *maioria* daqueles momentos foi de paz. Mas *posso* dizer que todos os momentos em que experienciamos a paz foram aqueles em que expressei o desejo de que nossa filha fosse saudável, mas que confiaríamos na vontade de Deus. Oramos mil versões diferentes de: "Deus, queremos que nossa bebê esteja bem. Mas, não importa Sua vontade para ela, confiamos em Você. Sua vontade e Seu Reino vêm antes dos nossos."

Quero dizer isso de novo: todos os momentos de paz que tive, lutando no pior momento de nossa vida, vieram quando pratiquei o convite de Jesus a entregar todos os meus desejos a Deus e a confiar em Sua vontade, mesmo quando pudesse ir contra a minha.

Quando você é confrontado com o medo de que a vida não está indo do jeito que queria, o que escolherá? Abrir mão do seu reino para que possa buscar o dEle ou ficar no controle do seu reino, muito embora não esteja controlando nada de fato? Escolherá o caminho que leva à paz ou o que leva à avenida da ansiedade?

Seis meses depois daquela ligação, nossa filha, Monroe Eloise Marvin, nasceu saudável e sem nenhuma anomalia. Foi um falso positivo ou Deus operou um milagre. Não conto isso para sugerir que, se você orar o bastante, a anomalia sumirá. Isso nem sempre acontece. Deus não promete que as coisas sempre acontecerão como queremos; Ele nos promete Sua paz, tanto agora como para toda a eternidade.

5
Lista de Presentes
Trocando Nosso Pânico pela Paz

Jesus ensinou que é melhor dar do que receber, o que é totalmente verdade (veja Atos 20:35). Mas também é muito legal receber. Se você ainda não se casou ou teve filhos, precisa saber que a melhor parte disso são as listas de presentes. Coisas de graça!

Tudo bem, talvez não seja a melhor parte. Não, não é a melhor parte. Sinto muito pela terceira frase deste capítulo. A melhor parte são o cônjuge e o bebê.

Mas em segundo lugar, raspando o primeiro, é que você pode pedir presentes às pessoas e até escolher o que ganhar. Uma lista de presentes é aquela elaborada em algumas lojas com as coisas que você quer que as pessoas lhe deem. Por que elas lhe dariam presentes? Porque você fez a parte difícil de se casar e de ter um filho! Isso não é fácil, mas alguém tem que fazer. E foi você, então a lista de presentes que você quer é sua recompensa. Então, você a informa seus amigos e familiares aonde devem ir para comprar seus presentes.

Talvez esta seja a forma mais passivo-agressiva do mundo de ganhar presentes. Basicamente, você está dizendo às pessoas: "Veja, não se preocupe em nos dar nada, a menos que nos ame. Outra coisa, se nos der um presente, já escolhemos o que será." As listas são incríveis, especialmente se é você que vai ganhar tudo. Talvez seja a única vez na vida em que você faz *pedidos específicos* com relação ao que as pessoas lhe darão e não é chamado de fedelho nojento.

Como se isso não fosse bom o bastante, a tecnologia faz da criação de uma lista de presentes talvez a experiência de compras mais agradável de todas. Você vai até a loja e eles lhe dão uma pistola a laser com a qual escaneia os códigos de qualquer item que quiser e acrescenta à lista. Pode caminhar pela loja atirando nos utensílios de cozinha como se estivesse acertando inimigos em um jogo de laser tag. Acho que eles acrescentaram a pistola para tornar uma tarde inteira na loja mais divertida para os homens que estão fazendo a lista com suas futuras esposas. É brilhante; eles fazem com que a escolha dos seus presentes pareça o jogo *Call of Duty* no Xbox.

Talvez você ainda não tenha criado uma lista de presentes, mas *já* lhe solicitaram a fazer pedidos sobre as coisas que quer. Ao longo de toda a Bíblia, Deus nos convida a levarmos nossos pedidos a Ele. Assim como em uma lista de presentes, não temos a garantia de que receberemos tudo que pedirmos, mas somos chamados a informar Deus sobre nossos pedidos em oração.

Deus quer ouvir você!

Apresente Seus Pedidos

No quarto capítulo de sua primeira carta aos Filipenses, o apóstolo Paulo escreveu:

> Não fiquem preocupados com coisa alguma, mas, em tudo, *sejam conhecidos diante de Deus os pedidos de vocês*, pela oração e pela súplica, com ações de graças. E a paz de Deus, que excede todo entendimento, guardará o coração e a mente de vocês em Cristo Jesus. (versos 6 e 7, NAA)

Quando leio versos como esses, parecem até bons demais para serem verdade. Penso: *Paulo, você está dizendo que é só eu orar a respeito das coisas e não vou mais ficar ansioso? Porque* tentei *isso, e ainda* estou surtando!

Como é que Paulo poderia afirmar tal coisa? Será possível que ele sabia de algo que desconhecemos ou que tinha alguma forma especial de orar? Ou, talvez, será que não disse isso porque, na real, ele não tinha nada mesmo com que ficar ansioso?

Antes de mergulharmos mais fundo nas palavras de Paulo, vamos entender suas circunstâncias. Às vezes, lemos versos na Bíblia como "Não fiquem preocupados com coisa alguma" e presumimos que, não importa quem os escreveu, não fazia ideia de como a vida é estressante nos tempos modernos.

Ele nunca enfrentou o desafio de namorar online, de parcelar um carro, de pagar financiamentos, previdência privada ou de ser comparado nas redes sociais. Ele nunca teve dificuldades de encontrar um lugar onde morar que pudesse pagar, nunca teve que lidar com chefes babacas que nos pedem coisas impossíveis, nunca recebeu a notícia de que seus pais estão se divorciando nem enfrentou uma quarentena mundial. *Então, claro, Paulinho, é fácil para você escrever sobre como a oração é o antídoto à ansiedade, porque você não faz ideia do que o estresse realmente é.*

Não é verdade. Tipo… realmente. De jeito nenhum!

Se há alguém com motivos para ser ansioso, era Paulo.

Ele escreveu a carta aos Filipenses em 62 d.C. em uma cela romana minúscula, fria e escura, onde foi lançado pelo crime de falar sobre Jesus. Um historiador da época descreveu a cela de Paulo como um lugar "negligenciado, escuro e fétido" com "uma aparência medonha e terrível".[1]

Quando a escreveu, Paulo tinha provavelmente entre 55 e 60 anos. Estava com frio e faminto, e sua visão ficava mais fraca a cada dia.[2] Estava esperando para saber sobre seu destino, já antecipando que poderia ser a pena de morte.[3] *Essa era* a situação de Paulo quando escreveu aos cristãos da cidade de Filipos.

Ao se encostar na parede do calabouço, sente as cicatrizes que cobrem suas costas por receber as famosas 39 chibatadas (uma tortura que matou muitos) em 5 momentos diferentes ao longo de sua vida,[4] sem mencionar o preço que leva em seu corpo por ter passado por um naufrágio, apanhado de varas em três ocasiões, sido apedrejado e considerado morto, e sentido fome.[5] Ele enfrenta essas torturas físicas, além do ridículo público e da perseguição, tudo porque está tentando espalhar o evangelho. Paulo também tem o estresse de pensar sobre se as novas igrejas que começou darão certo e se as pessoas que levou a Jesus continuarão na fé.

Se tivesse a opção de trocar meus problemas pelos de Paulo, eu ficaria em desvantagem. Acho que você preferiria ficar com *seus* problemas, também. Paulo estava *naquela* cela, *naquelas* circunstâncias, quando escreveu aqueles versos. Veja a primeira parte de novo:

> Não fiquem preocupados com coisa alguma, mas, em tudo, sejam conhecidos diante de Deus os pedidos de vocês, pela oração e pela súplica, com ações de graças. (verso 6, NAA)

Paulo lhe diz para, sempre que ficar ansioso, falar com Deus a respeito. Diga a Ele sobre o que lhe dá medo, com o que está nervoso, preocupado ou distraído e o que quer que aconteça. Se algo é importante o bastante para causar sua preocupação, então é importante o bastante para que ore a respeito.

Acho interessante que Paulo diz a mesma coisa três vezes em um verso. Ele usa três termos diferentes que, essencialmente, significam a mesma coisa.

- Ele diz para irmos a Deus em *oração*. (O que é oração? Falar com Deus.)
- E em *súplicas*. (O que são súplicas? Pedir algo a Deus. Ou... falar com Deus.)
- E *apresentar nossos pedidos a Deus*. (O que isso significa? Falar com Deus sobre o que queremos.)

O que Paulo está dizendo no verso 6 é que, quando está ansioso, você deve falar com Deus a respeito, falar com Deus a respeito e falar com Deus a respeito. Então por que *não* fazemos isso muitas vezes perante a ansiedade? Acho que é porque não conhecemos Deus do jeito que Paulo O conhecia.

Oração de Mentirinha

Será que você pensa em Deus como uma figura distante com quem pode falar, mas apenas sobre coisas bíblicas? Talvez presuma que não deveria incomodar Deus com as preocupações e os medos do cotidiano. Então você não iria a Ele dizendo coisas como: *Deus, estou ansioso porque acho que não vou conseguir o estágio. Por favor, me ajude a não ficar ansioso e, também, a ser aceito.*

Muitos cristãos que conheço acham que não têm permissão para ser honestos com Deus sobre seus medos, suas esperanças e a vida cotidiana. Acreditam que orações como estas estão fora dos limites:

- *Deus, estou ansioso porque acho que não vou conseguir pagar a casa. Por favor, me permita pagar as contas.*
- *Deus, estou ansioso sobre o que farei se não conseguir este emprego. Por favor, me ajude a consegui-lo.*
- *Deus, estou ansioso com a saúde do meu pai. Por favor, permita que o tratamento do câncer dê certo.*
- *Deus, estou ansioso com minha doença autoimune. Por favor, me ajude a confiar em você e, por favor, me cure.*
- *Deus, estou ansioso com meu irmão na reabilitação. Por favor, ajude-o a vencer seu vício.*

Achamos que não podemos ser verdadeiros com Deus. Às vezes, a forma pela qual as pessoas oram até demonstra isso. Quando pedem que alguém ore, do nada a pessoa só repete a versão antiga e formal que diz: "Pai Nosso que estais no Céu, santificado seja o Vosso nome...". Orar assim *não* é genuíno e *não* é espiritual. Sinceramente, vós ficais esquisitos.

Paulo diz que podemos falar com Deus sobre tudo. Você já foi convidado a pedir, a pedir e a pedir. E não é só Paulo. Outro discípulo de Jesus, chamado Pedro, diz a mesma coisa:

Lancem sobre ele (Deus) toda a sua ansiedade, porque Ele tem cuidado de vocês. (1 Pedro 5:7)

Pedro lhe diz para levar a Deus tudo com que se importa porque é com *você* que Ele se importa. Se algo é importante o suficiente para deixá-lo preocupado, é importante o suficiente para que ore a respeito. Se está preocupado com algo, conte para Deus. Diga a Ele como se sente. Fale sobre o que o deixa com medo. Se a maior lição que levar deste livro for "Faça orações honestas", já me considero um vitorioso.

Já conversei com gente que me disse: "Sinto uma ansiedade constante porque ainda estou solteiro, mas não quero orar, 'Deus, pode, por favor, me trazer um cônjuge?', porque daí Ele não vai me trazer um cônjuge. Ele vai querer que eu aprenda a estar feliz sem um cônjuge antes de me dar um."

Por que achamos que essas manobras funcionam com Deus? Ele vê tudo. Ele sabe sobre tudo o que queremos, o que não queremos e o que pretendemos quando fingimos que queremos algo ou não. Fomos convidados a ir a Ele, não importa o que está em nossa mente. Ele se importa com aquilo com que nos importamos.

Monstros em Meu Quarto

De vez em quando, bem no meio da noite, meu filho de 4 anos vem ao nosso quarto e me acorda, dizendo: "Tem um monstro embaixo da minha cama" ou "Tem algo assustador no meu armário". Digo a ele: "Eu sei. Eu o coloquei lá para não deixar você se levantar da cama e me acordar às 3h da madrugada."

Brincadeira. Levanto-me e carrego-o de volta à sua cama. Então, vou para baixo da cama dele ou entro em seu guarda-roupa para mostrar que não há nada lá. Tranquilizo-o: "Você não precisa ter medo. Não há monstros. Você só precisa ter medo da mamãe, se não voltar a dormir agora."

Preciso admitir que há algo em mim que adora quando ele vem ao nosso quarto. Não é porque gosto de ser acordado no meio da noite pela silhueta de uma criança com 1 metro de altura que aparece por lá como se estivéssemos em uma cena do filme *O Iluminado*.

Adoro porque, quando meu filho está com medo, ele não tem medo de vir até mim. Isso me mostra que ele sabe que eu não quero que ele seja atormentado pelos monstros debaixo de sua cama e acredita que seu papai é grande o bastante para enfrentar quaisquer monstros em seu quarto.

Eu ficaria desolado se ele não sentisse isso.

E se ele achasse que ouviu um monstro no guarda-roupa ou que viu uma sombra embaixo da cama e pensasse: *Não posso levar isso para meu papai. Ele não se importa comigo e certamente não é forte o suficiente para enfrentar um monstro. Vou ficar aqui, sozinho e com medo?*

Mesmo só pensar nisso já me deixa mal.

Mas é exatamente o que fazemos com Deus. Em vez de levarmos a Ele nossos medos e preocupações, sabendo que Ele se importa conosco e que é forte o suficiente para fazer algo a respeito deles, continuamos carregando-os, caminhando pela vida nos sentindo sós e com medo.

É por isso que Paulo diz que, quando você está ansioso, conte ao seu Pai celestial. Ele se importa com você, assim, também se importa com as coisas que são importantes para você, e é grande o suficiente para fazer algo a respeito.

Deixe-as Subir

Minha filha, Monroe, adora bexigas. Ela quer todas, não importa a cor, mas rosa é sua cor favorita. Já fomos a festas em que ela vê uma bexiga no ar e fica doida querendo que seja sua. Como um bom pai, é claro, ajudo-a a entender que a bexiga não é para ela e sobre a importância da gratificação atrasada. Não, isso não funciona com crianças. Pego as bexigas para ela. Não tenho orgulho disso, mas já peguei decorações de festas de aniversários apenas para restaurar a paz. Ah, e também porque a amo.

Recentemente, estávamos em uma festa no quintal da casa de outra pessoa, e aconteceu. Ela viu uma bexiga. E a queria. O problema é que essa estava cheia de hélio. Não sei o quanto você sabe sobre crianças de 2 anos de idade, mas seguir instruções como "Segura a linha, senão a bexiga vai subir até o céu" não é realmente sua especialidade.

Assim, trinta segundos depois, a bexiga que eu tinha dado a Monroe estava voando para o céu, indo ao destino das bexigas, onde quer que seja isso. Como pode adivinhar, ela queria outra. Ao perceber que isso se repetiria até que não houvesse mais bexigas na festa, peguei a linha que segurava a bexiga e dei um nó no pulso da minha filha. Mesmo se ela a soltasse, a bexiga não iria longe.

A expressão "*Sejam* conhecidos diante de Deus os pedidos de vocês" é mais passiva do que um comando ativo como "*Informe* seus pedidos". Ela transmite a ideia de que suas preocupações querem subir para Deus como uma bexiga cheia de hélio, e você só precisa permitir, porque não deveria carregá-las com você.

É muito provável que, em algum momento do dia, você foi bombardeado com uma enxurrada de estresse, solidão, preocupação e decepção. Talvez tenha sido algo relacionado com suas finanças, um conflito que teve com um amigo, um grande projeto no trabalho ou dúvidas sobre a pessoa com quem está namorando. Ou, talvez, está estressado porque *não* está namorando ninguém e, portanto, acha que provavelmente isso nunca acontecerá. Esses pensamentos de ansiedade e milhares de outros podem inundar nosso coração antes mesmo de estarmos despertos o suficiente para escovarmos os dentes.

O que adoro nos versos em Filipenses 4 é que estão nos dizendo que não é heroico fingir que não estamos preocupados. Devemos deixar as ansiedades subirem, e não segurá-las. Quando você tem sentimentos de ansiedade, *permita* que eles subam a Deus por meio da oração.

Talvez esteja pensando: *David, já tentei orar, mas não sinto nada. Na verdade, me deixa mais ansioso, porque preciso pensar no que me preocupa. Às vezes estou tão ansioso que não consigo nem orar. É mais fácil pegar o celular e me distrair. Assim, não preciso pensar muito.*

Se isso o descreve, saiba que o entendo. Sei que é mais fácil evitar os sentimentos. (Sou um entusiasta-visionário, de acordo com o teste Eneagrama — evitar sentimentos é meu ponto forte.) Claro, distrair-se pode lhe dar um sentimento de alívio por um momento. Mas se continuar a guardar os sentimentos e a evitar suas ansiedades, talvez vá entrar em um círculo vicioso infindável de evitação, ansiedade, mais evitação e mais ansiedade, até que seja impossível aguentar a ansiedade. Isso porque você nem deveria segurá-las com você.

Evitar a ansiedade só vai deixá-lo mais ansioso, então é preciso reconhecer seus medos e sentimentos. Não fuja deles, mas corra para Deus com eles. Não tenha medo. Não entre em pânico. Ore e lembre-se de quem Deus é. Ele é bom. Está no controle. Ele o entende e se importa com você. Lembra-se do que falamos nos capítulos 3 e 4?

Lembre-se de quem Deus é. Agora, *peça* aquilo de que precisa.

Trocando o Pânico pela Paz

Paulo diz que, quando estamos ansiosos, devemos levar nossos pedidos a Deus e, em troca, receberemos "a paz de Deus". Você pode trocar o pânico pela paz. É um ótimo negócio. E não apenas qualquer paz, mas a paz de Deus, que excede nossa capacidade de entender e que guardará nosso coração e nossa mente.

A palavra *guardará* era um termo militar usado para soldados que estavam de guarda.[6] Os romanos posicionaram tropas em Filipos para proteger seus interesses lá. As pessoas que recebessem a carta de Paulo entenderiam que, assim como os soldados guardam sua cidade, a paz de Deus guarda o coração daqueles que levam suas ansiedades a Ele.

Como isso acontece? Se Deus nos desse toda e qualquer coisa que pedíssemos, claro, isso produziria paz. Mas não é o que faz, então, como levar nossas ansiedades a Ele nos dá paz?

Acredito que Paulo diria que é assim porque, como cristãos, o cerne da nossa fé está na compreensão de que nosso Pai celestial nos ama e que está no controle. Deus controla *tudo*. Se pedirmos algo a Ele e nosso pedido não for respondido como queremos, não é porque Deus não é capaz ou não se importa, mas porque Ele sabe algo que nós não sabemos.

Fora da Lista

Recorda-se das listas de presentes para casamento e bebês? Aqui há algo trágico que você precisa saber. Apesar de suas melhores tentativas passivo-agressivas de informar às pessoas quais presentes quer ganhar, é inevitável que alguém decida comprar algo *fora da lista*. Alguém que vê sua lista pensará: *É, não vou comprar nenhum desses. Tenho outra coisa em mente.*

Em geral, quando alguém foge da lista, você acaba ganhando algo que não pediu e que provavelmente nunca usará. Coisas como suéteres que se combinam feitos à mão, fotos decorativas que vão parar no só-tão, talheres que não combinam com seu conjunto, e a lista não acaba. Embora a pessoa tenha boas intenções, há grande chance de que ela simplesmente não seja boa em dar presentes que você realmente quer ou de que precisa. (Desculpe, tia Bete). (Observação: não tenho literal-mente uma tia Bete, mas não temos todos uma, figurativamente?)

Às vezes acho que nos sentimos da mesma forma com relação às circunstâncias da nossa vida. Recebemos coisas que nunca pedimos — não passamos no vestibular da faculdade que queríamos, perdemos o emprego, o relacionamento não dá certo ou alguém da família fica doente. Será porque Deus não se importa? Ou, como a tia que todos temos, Ele apenas não sabe dar presentes?

A tia Bete não é a única que dá presentes que não estão na lista. Há outro tipo de pessoa que foge da lista — não porque não saiba dar presentes, mas porque já passou por mais coisas que você. Ela está ca-sada há algum tempo ou tem filhos já grandes, vê sua lista e pensa: *Eles não sabem pedir isso, mas vão precisar.*

Isso aconteceu no chá de bebê do nosso primeiro filho, alguns anos atrás. Enviamos a lista para todos, mas, na festa, alguns amigos nos disseram que trouxeram algo que não estava listado. Era um berço Moisés (que é basicamente um berço menor). Eles disseram: "Vocês nem conhecem isso para pedir, mas quando o bebê estiver chorando às 3h da madrugada, é esse berço que vocês precisam ter. Confiem em nós."

Estavam basicamente dizendo: "Vocês nem sabem pedir, mas como já passamos por isso, já vimos e sabemos o que vai acontecer, sabemos que é disso que precisam."

Sorrimos, mas estávamos pensando: *Era só nos dar o que pedimos...*

Após dois meses de tentativas infelizes de tentar fazer nosso filho dormir, lembramo-nos do Moisés. Aquele que não tínhamos pedido e pelo qual nos sentimos um pouco ofendidos. Aquele.

A privação de sono nos faz aceitar qualquer coisa. Colocamos ele lá e... dormiu como uma pedra. Foi um divisor de águas! Nunca teríamos pedido esse presente, mas nossos amigos sabiam algo que nós não sabíamos. Tinham mais juízo.

Deus trabalha em nossa vida de uma forma semelhante. Quando Ele não responde às nossas orações como esperávamos ou quando coloca algo em nossa vida que não queríamos, é como se estivesse dizendo: *Você nem sabe do que precisa, mas Eu o amo e colocarei as coisas certas em sua vida — coisas que você nem sabe pedir, mas que pediria se soubesse o que sei.*

O pastor Timothy Keller vê sob este ângulo: "Deus nos dá o que pedimos ou o que teríamos pedido, se soubéssemos tudo que Ele sabe."[7]

Por quê? Porque é um bom Pai. Ele ama você e só lhe dá coisas boas. Ele provou Seu amor quando lhe deu o melhor presente ao enviar Seu filho para morrer em seu lugar.

Quando Ele não lhe dá o que pediu, é porque sabe de algo que você não conhece. Pode confiar. Então, quando as preocupações surgem, deixe-as subir. Leve seus pedidos a Deus e descanse na paz que só Ele pode lhe dar.

6
Metrô para Algum Lugar

Mudando como Pensamos

Alguns anos atrás, minha esposa, Calli, e eu fomos a Nova York passar o fim de semana para celebrar nosso aniversário de casamento. Fomos em dezembro, quando a cidade está vibrante com as decorações para o Natal e cheia de turistas. (Dica de profissional: você *tem* que ver a árvore de natal do Rockefeller Center, mas só se conseguir tolerar um monte de gente ridícula.)

Há muita coisa legal lá, mas algo de que gostei especialmente foi do sistema de transporte — especificamente o metrô, por dois motivos. Primeiro, usá-lo faz você se sentir um novaiorquino nativo, e não algum impostor texano. Segundo, é incrivelmente barato. Por apenas alguns dólares, pode ir aonde quiser na cidade. Comparado com o Uber, estão praticamente dando as viagens de graça.

Durante nossa viagem, planejamos nos encontrar com alguns amigos para jantarmos em outra parte da cidade. Visto que adoramos o metrô (e que não queríamos pagar dez vezes o preço pelo táxi), fomos à estação mais próxima. Precisávamos descobrir qual trem pegar e percebemos rapidamente que os mapas do iPhone não funcionam exatamente bem no subsolo, então pegamos o antiquado mapa de papel com as linhas do metrô, que nosso hotel nos deu.

Depois de passar um tempão tentando entender o que significavam todas aquelas linhas coloridas no mapa, percebemos que a linha de metrô que precisávamos pegar não estava funcionando. Teríamos que fazer uma rota diferente até nosso destino. Ficamos confusos. *Pegamos o trem F? Ou o A? O que fazemos?* Tínhamos que fazer a coisa certa, porque o trem que pegássemos determinaria nossa direção e nosso destino.

Nesta altura do livro, você provavelmente percebeu que sou homem e, bem, nós, homens, normalmente não amamos pedir ajuda com informações. Pode nos fazer parecer fracos. Então, não pedi. Confiantes, minha esposa e eu entramos no vagão, achando que estávamos indo ao centro de Manhattan.

Na verdade, estávamos indo ao Brooklyn. Era a direção totalmente contrária, e não percebemos até que estávamos cada vez mais longe de onde queríamos estar.

O que você faz em uma situação assim? Se for inteligente, reconhece que precisa sair do metrô errado. Então, pega seu mapa fora de moda de novo e tenta descobrir qual linha o levará na direção *certa*.

O que isso tem a ver com ansiedade? Não muito, só que não: *tudo*. Nossa mente funciona de forma semelhante a um metrô. Temos até um termo para isso. Dizemos "linha de pensamento". Assim como as linhas do metrô o levam a uma direção específica, nossos pensamentos nos levam a um destino. Infelizmente, nossa linha de pensamento pode nos levar a direções e destinos indesejados.

Linhas de Pensamento

Já percebeu que seus pensamentos normalmente não são "um e acabou"? Quando permitimos que pensamentos de ansiedade permaneçam em nossa mente, eles convidam outros pensamentos iguais. Talvez estas sejam algumas "linhas de pensamento" que você pegou:

> **A linha do Google.** De repente, você fica com dor nas costas e se pergunta: *O que será isso?* Então vai pesquisar no Google, digita seus sintomas e vê resultados como ruptura do apêndice, insuficiência renal e câncer. (Por que parece que câncer está sempre na lista de potenciais causas?) Antes que perceba, uma dorzinha nas costas o levou a endereços de "exames médicos para câncer na coluna".

A linha da Análise de Relacionamento. Você começou a namorar um cara recentemente. Ele deixa você em casa após o terceiro encontro e diz "Passei momentos agradáveis", e lhe dá um abraço de lado. Enquanto caminha até a porta da frente, você começa a analisar a situação exageradamente. *O que significa "momentos agradáveis"? E um abraço de lado? Sério? Tipo, sou a prima dele?* Você começa a questionar até se ele gosta de você. Você pensa: *Aposto que tem outra. Aposto que é a Sara.* Quando percebe, está "stalkeando" o perfil dela no Instagram para ver com que frequência ele curte as fotos dela. Então, pensa: *Provavelmente ele vai terminar comigo. Sabe de uma coisa? Vou terminar primeiro!* Alguns pensamentos ansiosos colocam você no expresso "Vou terminar primeiro". Por quê? Porque nossos pensamentos nos levam a lugares.

A linha "Meu Chefe Não Gosta de Mim". Você envia um e-mail ao chefe e ele não responde. Você pensa: *Hum, não respondeu. Será que recebeu mesmo o e-mail? Espera, claro que recebeu. Não tem como não receber um e-mail. Acho que não gostou da minha ideia. Provavelmente não gosta de mim!* Não demora até decidir: *Aposto que meu pescoço está em jogo. Preciso atualizar meu perfil no LinkedIn. O único problema é que nunca me lembro da senha.*

A linha do "E se". Talvez essa seja a linha que mais pegamos. Ela observa o futuro e se concentra no que poderia dar errado. *E se eu pegar COVID-19? E se meu chefe me demitir? E se não gostarem de mim? E se minha família morrer em um acidente de avião? E se eu nunca me casar? E se me divorciar? E se terminar o namoro? E se não conseguir o emprego?* Esses pensamentos não param por aí; eles levam a outro e a outro, e você vai de uma situação tranquila a estar totalmente em pânico sobre a vida.

Uma linha de pensamento ansioso leva a outra, e você se vê preso dentro de um metrô da ansiedade que nunca quis pegar.

Se não conseguimos controlar nossas linhas de pensamento, não estamos mais no controle da nossa vida. Como veremos, a boa notícia de acordo com a Bíblia é que podemos aprender a controlá-las. Não podemos controlar todas as circunstâncias que enfrentamos, mas *podemos* controlar nossos pensamentos e como reagimos a eles. Ao fazer isso, podemos vencer o que minha amiga Jennie Allen denomina corretamente de "a maior batalha da nossa geração: a batalha por nossa mente".[1]

Substitua Suas Linhas de Pensamento

Como mencionei no capítulo anterior, Paulo escreveu a carta aos Filipenses de uma prisão. Não exatamente nas melhores circunstâncias. Se alguém já teve motivos para permanecer nos pensamentos de ansiedade, seria ele. Mas imediatamente após dizer para não ficarmos preocupados com coisa alguma, mas para orarmos sobre tudo (veja 4:6), ele escreve:

> Tudo o que é verdadeiro, tudo o que é respeitável, tudo o que é justo, tudo o que é puro, tudo o que é amável, tudo o que é de boa fama, se alguma virtude há e se algum louvor existe, seja isso o que ocupe o pensamento de vocês. (verso 8, NAA)

Lembre-se, a definição bíblica de ansiedade é *meditar sobre pensamentos tenebrosos*. Paulo nos encoraja a não meditarmos *nisso*, mas *nesses acima*. Saímos das linhas de pensamentos ansiosos e pegamos as linhas de pensamentos positivos.

Precisamos meditar (ação também conhecida como "preencher nossa mente com algo e continuar pensando nisso) em tudo que é *verdadeiro, respeitável, justo, puro, amável e de boa fama*, praticando e repassando esses pensamentos em nossa mente.

Escolhemos pensar sobre quem Deus é e sobre as verdades contidas em Sua palavra. É nisso que meditamos. Não apenas paramos de pensar sobre as coisas erradas, mas começamos a pensar sobre as certas.

Pois bem, antes de descartar o ensinamento de Paulo por considerá-lo impraticável ou bom demais para ser verdade, você deve saber que ele está recomendando a mesma coisa que os psicólogos pedem que as pessoas façam atualmente. Um dos desenvolvimentos relativamente recentes da psicologia é chamado *Terapia Cognitivo-comportamental*, ou TCC. Simplificando, o objetivo da TCC é enfrentar e substituir os *pensamentos* que levam a *sentimentos de ansiedade*, que levam a um *comportamento prejudicial*. Isso significa que os psicólogos e terapeutas só agora entenderam o que Paulo escreveu 2 mil anos atrás!

Você consegue substituir seus pensamentos. Se consertar sua mente, consertará sua vida. Ou, como diz em Provérbios: "Como ele pensa consigo mesmo, assim é" (23:7, ARIB). Você é o que pensa.

Pense Sobre Seus Pensamentos

Pesquisas estimam que uma pessoa comum tem entre 50 mil e 80 mil pensamentos por dia.[2] Pense nisso! (Percebeu o que fiz? E agora você acabou de completar 80.001.)

Embora muitos desses sejam relativamente triviais, como se deve tomar banho antes de ir ao trabalho ou se deve comentar o post de seu amigo nas redes sociais, ainda há muitos pensamentos que, se você permitir, o levarão pelo caminho do pânico e da ansiedade.

Pense nos pensamentos que passaram por sua mente hoje ou durante a semana passada.

Seus pensamentos hoje foram de medo total ou de fé total? Mais estressados ou mais relaxados? Negativos ou positivos? Agradecidos ou descontentes? Ansiosos ou pacíficos? Focados em suas circunstâncias temporárias ou nas verdades eternas de Deus? Relacionados a você ou aos outros?

Como os descreveria?

Meu palpite é o de que seria uma mistura de tudo o que acabei de mencionar. Porém, quanto mais negativos, temíveis, preocupados, estressados e egocêntricos forem seus pensamentos, mais ansiosa será sua mente.

Imagine como seria a vida se você realmente aplicasse esses versos. Considere como seria seu hoje caso escolhesse os pensamentos centrados nas verdades da Palavra de Deus, como:

- *Deus é bom e está no controle, então posso confiar nEle.*
- *Deus está ao meu lado e fazendo tudo para meu melhor.*

- *Deus me colocou aqui por um propósito.*
- *Nunca estou sozinho, pois Deus está ao meu lado.*
- *Deus vai suprir todas as minhas necessidades, pois se importa comigo.*
- *Nada pode me afastar do amor de Deus.*
- *Esta vida é um piscar de olhos, e meus problemas são pequenos comparados com as grandes coisas que me aguardam na eternidade.*
- *Meu passado não me define; Cristo sim.*
- *Estou perdoado, sou amado e aceito.*

Se pensamentos assim estivessem constantemente em sua mente, quanto mais de paz acha que estaria sentindo? Quanto de sua conversa interna negativa acabaria? Quanto menos de preocupação sentiria? Quanto melhor dormiria?

Quais linhas de pensamento precisa substituir? De acordo com Paulo, se não está na linha de pensamento da verdade, pureza, excelência e do louvor, está na linha errada.

Lixo Entra, Lixo Sai

Nas manhãs de sábado, normalmente levo meu filho comigo para comprarmos donuts para a família. O donut favorito dele é qualquer um que tenha cobertura parecida com seu super-herói favorito no momento. Ele também pega um com cobertura rosa para sua irmãzinha, porque, muito embora tenha o mesmo gosto, ele aprendeu que, se não for rosa, ela não come. Escolho alguns outros para minha esposa e para mim, e voltamos para casa.

Quanto mais velho fico, mais percebo que algo acontece comigo logo após comer donuts: me sinto um lixo. Não pela vergonha de comê-los, mas por como me fazem sentir: cansado, inchado e como se tivesse comido um bolo no café da manhã... porque é o que fiz.

Colocar lixo em seu corpo leva ao sentimento de que colocou lixo em seu corpo. Da mesma forma que comer porcarias afeta seu estômago, consumir informações que não prestam mexe com sua mente.

Um componente crucial na substituição de suas linhas de pensamento é eliminar as fontes de informações que não prestam e que alimentam seus pensamentos de ansiedade, medo e opressão.

Talvez as porcarias para sua mente sejam as redes sociais, especialmente se o deixam ansioso sobre o quanto *não* está igual aos outros ou caso se sinta inseguro sobre sua aparência, seu carro, suas férias ou o número de seguidores. Ironicamente, é comum ver Instagram, YouTube ou TikTok para se distrair das coisas que o estressam, só para descobrir que alimentam mais sua ansiedade.

Talvez você precise sair dos aplicativos de namoro, porque fica olhando o celular a cada três segundos para ver se consegue um "match". Você enche sua mente com pensamentos obsessivos sobre relacionamentos, o que apenas alimenta seu descontentamento com a vida.

Talvez sua porcaria sejam as compras online, Pinterest ou Liketoknow.it. Você vai passando pelas centenas de fotos com roupas da moda, modelos com corpos perfeitos ou com mulheres usando vestidos de casamento. Está enchendo sua mente com descontentamento e acreditando que seu valor agora reside em sua aparência ou no que possui. Você fica ansioso, pensando que nunca será bonito ou bom o suficiente.

Talvez você tome sua dose de negatividade no Twitter ou nas notícias. Na verdade, esses podem ser os piores agressores. Já ouviu falar em "doomscrolling"? Sim, isso existe. Você está na internet quando vê a última controvérsia policial ou reportagem com notícias catastróficas. Isso o leva a um lugar negativo, mas você não consegue parar. Você segue a trilha do coelho e se alimenta compulsivamente de pensamentos tóxicos sobre seu país, sobre o mundo e sobre tudo o que está acontecendo ao nosso redor. Sabe ao que me refiro — todos passamos pelo caos que foi 2020.

Que tal fazer um experimento? Desconecte-se de suas contas de rede social, de seu e-mail e dos apps de namoro por uma semana e veja o que acontece. Talvez descubra que eles o estão colocando em linhas de pensamento que vão à direção oposta à da paz.

Meias-verdades São Meias-mentiras

Um dos maiores desafios com relação aos nossos pensamentos de ansiedade é que há *certa verdade* neles. É por isso que podem ser tão poderosos. Se não houvesse verdade nenhuma em nossos pensamentos, não ficaríamos tentados a permanecer neles. Mas as meias-verdades são o que são, então devem ser substituídas por *verdades inteiras*. Se está confuso, espere um pouquinho. Algumas meias-verdades podem ser:

- *Nunca serei bom o suficiente.*
- *Não tenho amigos que se importam comigo.*
- *Nunca vou me casar.*
- *Não sou bonito o bastante.*
- *Nunca vou conseguir superar minha depressão.*
- *Meu irmão será sempre um viciado.*
- *Minha mãe vai morrer de câncer.*
- *Talvez eu morra em um acidente de carro.*
- *Meu namorado vai terminar comigo.*
- *Nunca vou ser promovido.*
- *Nunca vou sair das dívidas.*

O que torna pensamentos como esses difíceis de serem ignorados é a verdadezinha neles. São *parcialmente* verdadeiros, mas não *totalmente*.

Talvez você pense: *Acho que nunca vou me casar.* Há certa verdade nisso. Talvez nunca se case, mas essa não é a verdade toda. A Palavra de Deus informa a verdade completa: em Cristo, você tem tudo de que precisa. Deus nunca o deixará ou o esquecerá. Você nunca esteve sozinho e nunca estará. Você já tem o único relacionamento que o satisfará plenamente.

Talvez se pegue pensando: *Nunca serei bom o suficiente.* Isso é parcialmente verdade, mas não totalmente. A verdade completa é que nunca será bom o suficiente *por sua conta*. Mas a Bíblia diz que, por meio de Cristo, você é *mais* que suficiente. Na verdade, ela diz que quando você se sente fraco (também conhecido como não sendo bom o suficiente), o poder de Deus é forte em você e torna-o muito mais que suficiente. As falhas, de acordo com a Bíblia, são superpoderes, pois podem levá-lo a sentir o poder sobrenatural de Deus.

Talvez você pense: *Não consigo mudar.* Isso é parcialmente verdade, pois você não consegue mudar sozinho. Mas Cristo pode mudá-lo e é o que fará se você se entregar e caminhar com Ele. Deus pode fazer uma grande mudança e transformar sua vida. Você pode deixar o passado para trás com Sua ajuda.

Talvez você pense: *Meus amigos não se importam comigo.* Eu poderia lhe dizer que é claro que eles se importam com você, mas talvez isso não seja verdade (especialmente se não forem cristãos). A verdade é que, independentemente de quem se importa com você, estamos aqui para cuidar das pessoas e servi-las, e não para sermos servidos. É isso que nós, cristãos, estamos aqui para fazer: amar as pessoas.

Talvez você esteja lutando com os pensamentos que lhe dizem que seu valor está em sua aparência, em seu trabalho ou em quanto ganha. Aqui está a verdade: os outros *podem* determinar seu valor de acordo com onde trabalha, com quanto ganha e com sua aparência, mas as opiniões dos outros não importam e não durarão. Seu real valor já foi definido por Deus. Ele o considera tão valioso que deu Sua vida por você. Você vale *isso tudo*. O que importa para o mundo não importa para Deus. Vai deixar que isso seja importante para você? Vai permitir que o que os outros acham o defina, ou vai deixar que o que Jesus fez na cruz o defina? É uma escolha que precisa fazer.

No momento da redação deste capítulo, estamos no meio da pandemia de COVID-19, além das instabilidades políticas e raciais. Centenas de milhares de pessoas nos EUA perderam a vida, e milhões perderam seu sustento. Pânico e medo inundaram os lares. As pessoas enterraram filhos, filhas, mães, pais, avós e amigos.

Pode ser fácil pensar *Algum conhecido pode se infectar com esse vírus e morrer. Eu poderia pegar o vírus e morrer!*, e há certa verdade nisso. Você ou algum conhecido pode ficar doente e morrer. Ou talvez esteja preocupado que um amigo seja vítima da brutalidade policial. Há verdade nisso? Sim. Mas não é a verdade toda. A Bíblia diz que Deus sabe o número dos seus dias (veja Jó 14:5; Salmos 139:16). Ele está no controle, e nada acontece sem Sua permissão. Antes de eu nascer, Ele já tinha determinado o tempo da minha vida. Não viverei um dia a mais nem a menos do que Ele planejou. Essa é a verdade completa. Posso descansar nela ou posso pegar o Expresso Ansiedade. Um caminho leva à paz, o outro, ao pânico.

Homem-Aranha

Crew, meu filho, agora curte muito os super-heróis. Homem-Aranha, Super-Homem, Batman, Hulk, Capitão América, Pantera Negra e qualquer outro Vingador por aí — ele gosta de todos.

Ele muda de ideia diariamente sobre quem é seu favorito, então, todo dia ele tem um novo superpoder. Ele diz "Cara, posso voar!", ou atira teias de aranha de mentirinha, destrói algo como o Hulk ou usa algum superpoder inventado que finge ter. Pois, como sabe, é exatamente isso que você faz quando tem 4 anos de idade.

A obsessão dele com superpoderes poderia ser explicada pelo desejo natural que todos temos de controlar o mundo ao nosso redor: salvar alguém que está morrendo, pegar o bandido, proteger-nos e fazer o mundo sentir-se seguro. Todos sentimos a necessidade de estar no controle. Quando as circunstâncias nos deixam com medo ou ansiosos, queremos especialmente controlá-las, então é comum recorrermos a uma frase em particular: "Tenho dificuldades com controle."

Pense nessa afirmação por um segundo. Você está dizendo que tem dificuldades com algo que nunca teve, não tem e nunca terá. Você não tem dificuldades com controle; você tem dificuldades em *não* ter controle. Tolerar nossa ansiedade porque "temos dificuldades com controle" faz tanto sentido quanto eu tolerar que meu filho empurre sua irmãzinha porque ele "tem dificuldades com a força do super-Hulk". (Sim, ele de fato disse isso.)

A verdade é, você não tem controle, mas, como cristão, conhece Aquele que tem: Deus. Ele o ama e convida a confiar nEle. Ou pode continuar fingindo que tem controle (e talvez agir como se tivesse um superpoder, já que está fazendo esse joguinho).

Conhecendo os Metrôs

Quando estávamos em Nova York, acabamos conseguindo chegar ao nosso destino e visitar os amigos que moram lá. Quando andamos de metrô com eles, percebi algo: meu amigo, um novaiorquino, nunca errou o metrô. Por quê? Porque ele anda de metrô todo santo dia. Está familiarizado. Ele conseguia apontar rapidamente qual metrô pegar ou não com base em aonde queríamos ir.

Da mesma forma, quanto mais praticamos e plantamos a verdade de Deus em nossa mente, mais fácil fica para pegarmos o metrô da verdade, quando somos tentados a embarcar no metrô da ansiedade.

Isso é parte do que a Bíblia quer dizer em Romanos 12:2, quando afirma que devemos permitir que a Palavra de Deus nos transforme ao renovarmos nossa mente. Mude seus pensamentos e mudará sua vida. Deus nos disse isso há 2 mil anos, e hoje a neurociência confirma que *é* assim que nossa mente funciona. Cada vez que pensamos em coisas repetidamente, criamos caminhos neurais em nosso cérebro que facilitam que as repensemos no futuro. Assim como um músculo, quanto mais usamos esses caminhos neurais, mais fortes ficam.[3]

É isso que facilita continuarmos pensando os mesmos pensamentos ansiosos que sempre tivemos. Mas podemos mudar isso conforme entalhamos a verdade de Deus em nossa mente. Quanto mais o fizermos, menos chances há de que entraremos no metrô da ansiedade e mais chances de que pegaremos o metrô da verdade. É isso o que queremos, pois o metrô da verdade nos levará aonde queremos ir.

7
A Questão É Perspectiva
Encontrando um Filtro

Sabe qual é o filtro mais popular do Instagram? Eu sei, é claro. Quem ainda usa filtro? #NoFilter. Certo? Bem, se já editou um post para o Instagram, deve ter adivinhado o favorito da galera: o filtro Clarendon. Ele ganha de todos estes: Gingham, Juno, Lark, Mayfair, Sierra, Valencia e Walden.[1]

Por que o Clarendon é o mais popular? Não sei a parte científica por trás disso, mas sei de um motivo. Sejamos honestos, qual filtro as pessoas colocam nas fotos? Aquele que lhes dá a melhor aparência!

Por qual outro motivo usaríamos um filtro? Vamos passando o dedo pelas opções como se fossem "matches" potenciais em um aplicativo de namoro. *Este aqui não, não parece natural. Este é tão claro que parece que não tomei sol um ano. Muito vampiro? Mas este... é perfeito. Com certeza vou ganhar emojis de olhos de coração.*

Queremos sair bem nas fotos.

Todos já passamos por momentos em que estamos com nossos amigos e alguém diz: "Vamos tirar uma foto com todo mundo!" Então, pedem a qualquer um que tem menos de 50 anos para que tire a foto, e seu amigo a envia para você mais tarde. Geralmente está tremida, alguém está com os olhos fechados ou talvez o vento tenha bagunçado seu cabelo bem na hora, fazendo parecer que acabou de cair da cama. Não importa como a foto saiu, é o que tem. O momento passou. Seus amigos voltaram para casa. Não dá para tirar outra. Porém, muito embora não possa mudar o que está na foto, *pode* escolher qual filtro usar nela.

Da mesma forma, o apóstolo Paulo diz que não temos escolha sobre nada que está na foto de nossa vida, mas *podemos* escolher o filtro pelo qual a vemos. Você não decide em qual família nascer, a cor de sua pele, o bairro em que cresce ou um milhão de outros aspectos da história da sua vida. Mas você *pode* decidir qual filtro aplicar para ver tudo isso.

Se observar tudo pelos filtros da alegria, da gratidão e da eternidade, sentirá mais paz e menos pânico em sua vida. Permita-me dizer isso de novo: um aspecto fundamental do combate à ansiedade é substituir seus sentimentos de medo pelo cultivo de emoções certas ao ver a vida por meio dos filtros certos.

1: Filtro da Alegria

Quando Paulo começou a falar sobre como lutarmos contra a ansiedade, disse:

> Alegrem-se sempre no Senhor. Novamente direi: alegrem-se! (Filipenses 4:4)

Esse é outro daqueles versos com relação aos quais fico tentado a rolar os olhos e a pensar: *Está dizendo que podemos escolher a alegria assim, Paulo? Simples assim? Tipo, simplesmente escolho ficar alegre? Qual é a sua, cara? Como pode dizer isso?* Mas lembre-se, Paulo escreveu essas palavras enquanto estava acorrentado na cela de uma prisão, esperando receber sua pena de morte. Claramente, ele tem moral para dizer tal coisa.

Perceba que ele não diz: Alegrem-se nas circunstâncias." Porém: "Alegrem-se *no Senhor*" em todas as circunstâncias. Paulo diria que podemos escolher colocar o filtro "alegria no Senhor" sobre qualquer coisa da nossa vida.

O que quero dizer com perspectiva "certa"? Refiro-me a uma perspectiva *eternal*. Você pode escolher ver o mundo ao seu redor sob uma perspectiva *terrenal*, pensando *A vida é uma droga. Vai ser sempre assim.*

Coisas ruins sempre acontecem comigo, ou pode escolher ver o mundo sob uma perspectiva *eternal,* fixando seus olhos na alegria de passar uma eternidade no Céu com Jesus. *É assim* que Paulo conseguiu escolher a alegria: ele manteve uma perspectiva eternal.

Ele dizia repetidamente coisas como: "Nossos sofrimentos leves e momentâneos não são nada comparados com a eternidade que nos aguarda" (veja 2 Coríntios 4:17), e "O viver é Cristo e o morrer é lucro" (Filipenses 1:21).

Sua atitude era basicamente: *Venha o que vier, por meio de Jesus, vou passar a eternidade com Deus no paraíso. Daqui a cem anos, quando estiver no Céu, o fato de que fiquei acorrentado em uma prisão por alguns meses difíceis não será nada de mais. Sempre posso escolher a alegria, não importam as circunstâncias, pois minha alegria está no Senhor.*

Assim, você também pode. Pode escolher a alegria também.

Independentemente da situação em que estiver, não importa o quanto ela o deixe ansioso, você tem uma oportunidade de ressignificá-la com o filtro da "alegria no Senhor" — escolher ver a bondade de Deus e encontrar o positivo em sua situação. Antes que você fuja, permita-me explicar um pouquinho mais.

Público Cativo

Em sua carta aos Filipenses, Paulo dá seu próprio exemplo de como ele usa o filtro da alegria. Logo no primeiro capítulo, ele escreve:

> Quero que saibam, irmãos, que aquilo que me aconteceu [eu ter sido jogado na prisão] tem antes servido para o progresso do evangelho. (1:12)

O quê? Como pode Paulo, estando preso, ajudar no progresso da mensagem do evangelho? Ele continua:

> Como resultado, tornou-se evidente a toda a guarda do palácio e a todos os demais que estou na prisão por causa de Cristo. E a maioria dos irmãos, motivados no Senhor pela minha prisão, está anunciando a palavra com maior determinação e destemor. (versos 13 e 14)

70 • A QUESTÃO É PERSPECTIVA

Como é que a guarda inteira do palácio ouviu o evangelho? As correntes que prendiam Paulo ficavam presas, uma ponta, ao pulso dele, e a outra, a um guarda da prisão. Os guardas trabalhavam em turnos, assim, diariamente, Paulo tinha diversos guardas presos a ele.[2] O que significava, bem literalmente, que ele tinha um público rotativo constante, fechado a sete chaves. Ele tinha horas, a cada vez, para compartilhar Jesus com os guardas. Talvez tenha sido aí que surgiu a expressão "público cativo". Impossível ficar mais cativo que isso.

Pense nisso. A maioria das pessoas que estivesse no lugar de Paulo questionaria: *Onde está Deus agora? Como pôde Ele permitir que isso acontecesse? Por que Ele não me tira daqui? O que vai acontecer comigo?* Mas Paulo pensava: *Isso é incrível. Tenho uma chance a cada oito horas de compartilhar o evangelho com uma pessoa nova. A prisão em si não é o ideal, mas Deus está me dando muitas oportunidades de honrá-lO e de salvar as pessoas.*

Como Paulo conseguia pensar desse modo? Em circunstâncias nas quais a maioria estaria surtando, ele estava repleto de paz e de percepção quanto ao seu propósito. Por quê? Porque ele encontrou sua alegria no Senhor. Sua felicidade não se baseava no que estava acontecendo ao seu redor, mas em conhecer Jesus e em torná-lO conhecido.

Ele conseguia observar sua dura situação sob a perspectiva certa, o que lhe permitia ver a bondade de Deus enquanto estava preso. Meu palpite é o de que, algum dia no Céu, encontraremos alguns daqueles guardas romanos que colocaram sua fé em Cristo depois que Paulo compartilhou o evangelho com eles. Imagine perguntar "Quem lhe contou sobre Jesus?" e ouvir a resposta: "Um prisioneiro chamado Paulo, a quem estive acorrentado por oito horas."

Mesmo nos piores momentos, nas situações mais triviais ou frustrantes, posso escolher (e *devo* escolher) descobrir como Deus está atuando e onde está Sua bondade. Posso aplicar o filtro "alegria no Senhor", não importa o que esteja enfrentando. Quanto mais fizer isso, mais meus sentimentos mudarão da preocupação para a alegria.

2: Filtro da Gratidão

Todos já ouvimos a expressão "O copo está meio cheio ou meio vazio?" Estou prestes a responder definitivamente, de uma vez por todas, à antiga questão. A resposta talvez o surpreenda.

A resposta não tem nada a ver com sua inteligência, com a forma como foi criado e nem mesmo com como vê o mundo. Tem tudo a ver com apenas uma coisa: o copo está sendo esvaziado ou está sendo enchido?

Em outras palavras, quando está esvaziando um copo, a resposta é *meio vazio*. Mas se está enchendo o copo, a resposta é *meio cheio*.

É. Sur-pre-en-den-te.

Quer saber o que faz com que a vida de alguém pareça estar meio cheia ou meio vazia? A resposta é parecida. A pessoa está sendo constantemente preenchida ou constantemente esvaziada?

Sabe o que leva a uma vida meio vazia? Reclamar. Sabe do que estou falando. (Certamente, todos já fizemos isso.) Os reclamões colocam um filtro negativo sobre as circunstâncias da vida. Eles dominam a habilidade de reclamar sobre tudo. E quando digo "tudo", quero dizer *tudo*.

O reclamão, quando está dirigindo seu carro, poderia ser agradecido: *Cara, tenho tanta sorte. Tenho este carro! A paisagem é linda. Mal posso acreditar que vivo em um país como este — é incrível!* Mas, não, ele pensa: *Minha nossa! Ninguém sabe dirigir! Por favor! O que estão fazendo?*

O reclamão, quando chega ao trabalho, poderia pensar: *Nossa! Isso é demais! Tenho um emprego. Tanta gente se mataria por esta vaga. Sou pago para estar entre amigos.* Porém, com mais frequência, ele fica resmungando internamente: *Odeio meu trabalho. Meu chefe é o pior. Não me pagam o suficiente, e todo mundo aqui é muito burro.*

Os reclamões pensam coisas tipo: *Queria morar no Nordeste. Seria calor o ano inteiro.* Sabe o que provavelmente pensariam se morassem lá? *Queria morar lá no Sul. Aff, é sempre calor aqui no Nordeste.*

Você é um reclamão?

Talvez reclame para seus amigos sobre não estar em um relacionamento: "Tudo que quero é um relacionamento. Por que todos os outros têm alguém? A vida não faz sentido sem alguém com quem compartilhá-la." Então, você começa um relacionamento e não para de falar sobre como seu namorado (ou sua namorada) é chato, como sente falta das noites com os amigos e como só espera ficar noivo em breve.

A questão é: alguns nunca estão satisfeitos e sempre há algo de errado. Por quê? Porque dominaram a arte da reclamação.

Seus copos estarão sempre meio vazios por causa dos filtros negativos que colocam sobre tudo.

Agradecer = Vencer ou Reclamar = Esvaziar

Reclamar não é só algo que esvazia nossa vida e deixa as coisas sempre meio vazias; também é algo que somos *ordenados* a não fazer. Paulo diz:

> Façam tudo sem queixas nem discussões. (Filipenses 2:14)

Devemos fazer tudo na vida sem nunca reclamar. "Tudo, Paulo? Parece um pouco agressivo demais." Ele responderia: "Sim, tudo."

> Deem graças em todas as circunstâncias, pois esta é a vontade de Deus para vocês em Cristo Jesus. (1 Tessalonicenses 5:18)

Vontade de Deus? É. Se alguma vez já se perguntou sobre qual é a vontade de Deus para sua vida, esse verso deixa claro que, *no mínimo*, ela inclui sermos agradecidos.

Perceba novamente que ele não nos diz para darmos graças *por* todas as circunstâncias, mas para darmos graças *em* todas as circunstâncias. Paulo sabia que, não importa o que enfrentamos como cristãos, podemos sempre ser agradecidos, sabendo que Deus é bom e que prometeu fazer com que todas as coisas cooperem para o bem.

Assim como você pode reclamar sobre qualquer coisa, também pode ser agradecido por qualquer coisa. Podemos escolher, e essa escolha nos leva a uma vida de "copo meio cheio".

Em vez de se esvaziar ao reclamar sobre como odeia seu trabalho, pode escolher ser agradecido porque Deus lhe concedeu um. Em vez de reclamar sobre seu colega de trabalho, pode escolher agradecer pelo fato de Deus ter colocado alguém em seu caminho com quem se importar e compartilhar Jesus. Em vez de ficar bravo enquanto está parado no trânsito do fim do dia, pode escolher ser agradecido por ter um lar ao qual retornar.

Não importa o que aconteça, você pode dizer: "Sou agradecido." Quando fizer isso, em vez de sua vida se esvaziar pela reclamação, estará ganhando com a gratidão.

Pesquisa após pesquisa confirmam o que a Bíblia diz: se você quer ter alegria em sua vida, expresse gratidão. Uma delas descobriu que praticar o hábito de escrever um diário, mesmo que um minuto por dia, relatando sobre aquilo pelo que está agradecido aumenta a felicidade geral da pessoa na mesma quantidade que aconteceria se seu salário fosse dobrado.[3] Quer dizer, não são as pessoas alegres e felizes que são agradecidas; as pessoas agradecidas é que são felizes. Não importa o que a vida lance sobre elas, ainda conseguem dizer: "Deus é bom. Deus está trabalhando. Escolho ser agradecido."

Um exemplo impressionante de tal atitude é de Matthew Henry, que foi pastor na Inglaterra na virada do século XVII para o século XVIII. Certo dia, ao voltar para casa, ele foi roubado por um grupo de homens que pegaram todo seu dinheiro. Como acha que ele reagiu?

Sei como eu reagiria: sentiria raiva, rancor e questionaria por que Deus permitiu o delito. Acredito que a maioria das pessoas reagiria assim também.

Pois Henry foi para casa e escreveu em seu diário:

> Deus, quero agradecer, pois nunca fui roubado antes. Obrigado porque, embora eles tenham levado minha carteira, não levaram minha vida. Obrigado porque, embora eles tenham levado tudo que eu tinha, esse tudo não era muito. Obrigado por ser eu quem fui roubado, e não quem realizou o roubo.[4]

Apesar de ter sido roubado, o filtro de "gratidão" de Henry permitiu que agradecesse a Deus. De fato, ele encontrou quatro coisas pelas quais dar graças. Depois de ser roubado! Não parece loucura? Isso sim que é ser agradecido em todas as circunstâncias.

Então, talvez você descubra que sua lava-louça está quebrada. Tente dizer a si mesmo: *Certo, minha lava-louça está quebrada. Acho que vou ter mais tempo para ouvir um podcast ou um audiolivro enquanto lavo a louça à mão.*

Talvez esteja doente, mas sua reação poderia ser dizer: "Deus, obrigado pela doença, pois ela me faz lembrar de ser agradecido por todos os dias em que estou saudável, aos quais geralmente acabo não dando valor."

Não conseguiu o emprego que queria? Em vez de fazer uma festa da amargura (*nunca vou encontrar um trabalho; sou um grande fracasso*), pode tentar dizer: "Sou agradecido pela oportunidade, mas não deve ser o melhor que Deus quer para minha vida, então, obrigado, Senhor, por me salvar de tomar uma decisão errada quanto à minha carreira."

Você não pode escolher o que enfrenta na vida, mas *pode* escolher como significa essas coisas. Assim como no Instagram, você decide o filtro que coloca sobre elas. Use um errado — o filtro negativo, do reclamão —, e sua vida não parecerá muito boa. Use o certo — o filtro agradecido, da alegria —, e sua vida parecerá melhor do que imaginava.

Você pode fazer isso. Pode ser agradecido, porque Deus é bom e pelo que Cristo fez.

3: Filtro Eternal

Sei que algumas das situações que descrevi não estão no mesmo nível das que você pode estar enfrentando. Uma lava-louça quebrada é uma coisa, mas e problemas como "Minha mãe está com câncer no cérebro", "Perdi meu emprego e não consegui encontrar outro" ou " Meu noivado acabou"? O que deve fazer nesses casos — colocar um filtro da alegria sobre eles?

Não estou dizendo para apenas sorrir e ser positivo. Todos já passamos por momentos difíceis no passado ou passaremos em algum momento. Vi o divórcio dos meus pais ou os possíveis defeitos de nascimento da minha filha e pensei: *Não consigo ver exatamente o que Deus está fazendo aqui.* Não sou inteligente o bastante para saber como Deus trará algo bom das circunstâncias mais dolorosas, mas sei que o fará. Ele sempre fez e sempre fará isso. Sei que não é necessariamente fácil ver ou acreditar. Isso requer um esforço real e a entrega do coração para escolher confiar em Deus.

De acordo com Eclesiastes 3, Deus transforma até mesmo os momentos mais dolorosos da nossa vida em algo lindo. Veremos como tudo dá certo. Em Romanos 8:28, Paulo diz algo parecido:

> Sabemos que Deus age em todas as coisas para o bem daqueles que O amam, dos que foram chamados de acordo com o Seu propósito.

Se você é seguidor de Jesus, tudo na sua vida está sendo moldado para agir em seu bem, mesmo que não possa ver isso agora.

Algo que sempre me faz lembrar a forma que Deus trabalha é o futebol americano. O quê??? Deixe-me explicar. Um tempo atrás, fui convidado a assistir a um jogo na Texas A&M, minha universidade (uhull). Alguém me deu o ingresso, e sentei-me na segunda fileira, no nível do campo. Era um lugar maravilhoso. Se já viu um jogo de futebol americano universitário (realmente espero que sim), a banda vem marchando no intervalo para se apresentar ao público.

Naquele dia, aprendi que, quando se está assistindo ao show no nível do campo, parece um caos. Pensei: *O que está acontecendo agora? As tubas estão prestes a atropelar os xilofones, os trombones se rebelaram e os trompetes estão rodando em círculos. Parece uma grande bagunça!*

Totalmente confuso, olhei para o telão lá em cima, que mostrava uma tomada aérea do campo, e percebi: *Ah! Estão formando uma palavra. Tudo tem um propósito.* O que parecia caótico e aleatório no campo era algo com propósito, lindo e integrado intencionalmente *quando visto de cima.* Parecia tão disfuncional da minha perspectiva lá embaixo e tão de perto, mas olhando de um ângulo mais alto, havia propósito e intenção.

Não sei pelo que você está passando. *Sei* que, se acredita, Deus prometeu que chegará o dia quando você verá tudo de cima. Vai ver que Ele estava usando tudo que parecia caótico, disfuncional e bagunçado para seu bem. Essa verdade por si só deve lhe dar paz de espírito.

Depende do Filtro

Jesus veio à Terra e viveu uma vida perfeita. Nunca pecou. Passou Sua vida inteira entregando-Se à humanidade. Deu visão ao cego, permitiu que o manco andasse, curou os doentes e limpou os leprosos. Em todos os lugares a que foi, transformou as pessoas.

Um dia, foi abandonado por todos Seus amigos e traído por um deles. Foi levado perante uma multidão e acusado injustamente, e a multidão gritou: "Crucifique este homem!" (veja Lucas 23:21).

Foi levado e crucificado. Teve uma morte brutal nas mãos de homens que Ele criou e formou no ventre de suas mães. Foi erguido em uma cruz feita com a madeira de uma árvore que Ele moldou e trouxe à vida. Veja, *isso é* um dia ruim. Porém, depende do seu ponto de vista, pois também foi o melhor dia.

O ato mais perverso da história — a humanidade matando seu Criador — também se tornaria o maior ato de amor de todos os tempos. Não é apenas o dia em que Jesus morreu; é o dia em que a *morte* morreu. É o dia em que Deus abriu a porta da vida, dizendo: "Vou providenciar uma saída. Sacrificarei a mim mesmo para que todos que acreditem em mim, e não em si mesmos, possam ter a vida eterna."

Uau!

Tudo depende do filtro que você usa.

Independentemente do ataque de ansiedade que esteja sofrendo, você recebeu o convite para ver as coisas pelo filtro da alegria em Cristo, da gratidão por meio da cruz e da eternidade em sua mente. Mude como pensa, mude como vê as circunstâncias, e você mudará sua vida.

Parte III
As Malditas Cerejas do Bolo

8
Esconderijo e Medo
Enfrentando a Vergonha

Quando Deus criou o mundo, era um lugar perfeito e bom (veja Gênesis 1:31). A coroa da criação foram o primeiro homem e a primeira mulher, Adão e Eva. Eles se casaram em uma cerimônia realizada por Deus, e os dois se tornaram uma só carne (veja 2:23 e 24), que é a descrição bíblica do que acontece no casamento. A Bíblia diz que estavam nus e que não sentiam vergonha.

Pense nisso. Não sentiam vergonha. Isso quer dizer que não sentiam insegurança com relação aos seus corpos, não sentiam medo sobre o que o outro cônjuge pensava e não se escondiam um do outro ou de Deus. Apenas dois pombinhos pelados curtindo o jardim das delícias (*Éden* significa "delícias") com seu amoroso Pai celestial celebrando-os.

Deus não lhes deu uma lista de leis ou instruções. Havia apenas uma regra: *Não comam da árvore do conhecimento do bem e do mal.* Só isso. A Bíblia inteira cabia no pedacinho de papel dentro de um biscoito da sorte. As coisas eram boas.

Então, aconteceu. Adão e Eva caíram na tentação da serpente, desobedecendo ao mandamento de Deus, e tudo em nosso mundo mudou. O pecado entrou e trouxe consigo a morte. Também trouxe a vergonha e a ansiedade.

ESCONDERIJO E MEDO

Naquele dia, Adão e Eva experimentaram mais do que apenas o fruto proibido. Após comê-lo, sentiram vergonha pela primeira vez. A vergonha levou a uma emboscada da ansiedade. Eles estavam confusos, preocupados e cheios de medo. Em vez de curtirem a presença de Deus, sentiram uma necessidade de se esconder dEle. Fugiram para a floresta e costuraram folhas de figueira para cobrir seus corpos nus. Como dizia Adão:

> Ouvi Teus [de Deus] passos no jardim e fiquei com medo, porque estava nu; por isso me escondi. (3:10)

Tragicamente, esconderam seu pecado, em vez de levá-lo a Deus para que Ele o curasse. E a humanidade permite que o medo nos force a esconder nosso pecado desde então.

Após Adão e Eva se esconderem, Deus começou a chamá-los: "Onde vocês estão?" (verso 9). Deus sabe de tudo. Ele sabia onde estavam. Sua pergunta não era de fato uma pergunta; era um convite. Ele os chamava para saírem de seu esconderijo para poderem experimentar a cura. Deus estende o convite para nos curar hoje, mas precisamos sair do nosso esconderijo para aceitá-lo.

Esconder-nos Evita Nossa Cura

Aquilo que ocultamos (ou escondemos), Deus não curará:

> Quem esconde os seus pecados não prospera, mas quem os confessa e os abandona encontra misericórdia. (Provérbios 28:13)

Conheço muita gente que ainda está lutando com algo que fizeram (ou que ainda estão fazendo) ou com algo que foi feito a elas. Elas não conseguem entender por que isso ainda é um problema. Digo a elas: "Se está escondendo isso, está basicamente dizendo a Deus que não quer a cura nessa área de sua vida."

Talvez seja um vício em pornografia, um distúrbio alimentar, uma culpa esmagadora por causa de uma decisão no passado, um vício em drogas ou em analgésicos, uma culpa por mentir em seu currículo para conseguir um emprego ou cicatrizes em seu histórico sexual.

Independentemente do que seja, não será curado. Não apenas isso, mas apodrecerá. Nossos segredos permitem que a vergonha e a culpa se acomodem no nosso coração e ainda convidem a ansiedade para vir também. Não é verdade? Se você pudesse de algum modo criar um gráfico pizza contendo as fontes de sua ansiedade, quanto da pizza seria tomada pela vergonha e pelos segredos do seu passado? A ansiedade e a vergonha têm um longo histórico de caminhar de mãos dadas.

Nossa vergonha leva ao medo. O medo cria ansiedade e nos faz questionar: *E se os outros soubessem? O que pensariam? E se descobrirem?* Esconder é uma receita não para a paz, mas para a vergonha, o medo e a ansiedade.

Isso já é ruim o suficiente. Mas piora. Temos um inimigo chamado Satanás, que quer que você fique preso nesse lugar ruim. Ele o alimenta com a mentira: "Você não pode dizer a ninguém. Caso seu segredo seja descoberto, sua vida vai acabar. Você precisa sofrer em isolamento, porque, se eles conhecessem quem você é de verdade, o rejeitariam."

Satanás sussurra mentiras, mas Deus está falando a verdade para sua vida quando o convida a sair de seu esconderijo para que possa sentir a cura.

A Cura da Confissão

A cura acontece quando saímos do nosso esconderijo. Encontramos outro exemplo da cura da confissão em Tiago 5:16:

> Confessem os seus pecados uns aos outros e orem uns pelos outros para serem curados.

Tiago era um dos irmãos de Jesus. (Sim, Jesus tinha irmãos. Veja Mateus 13:55 e Marcos 6:3.) Deve ter sido uma infância e tanto! Imagine o Tiaguinho com 9 anos de idade levando uma bronca por ter brigado com os colegas ou por ter respondido aos pais. Maria diz: "Por que você não pode ser mais como seu irmão Jesus?"

"Porque, mãe — notícia de última hora —, ele é Deus!"

Já é difícil ter que ser igual ao primogênito que faz tudo certinho. Mas e quando ele é *perfeito*? Aí é *dureza*.

Porém, Tiago não via apenas a perfeita etiqueta à mesa demonstrada por seu irmão; ele também testemunhou as curas sobrenaturais de Jesus. Ele O viu restaurar a visão ao cego, dar paz mental aos insanos, limpar a pele dos leprosos, abrir os ouvidos dos surdos e curar os doentes.

O mesmo irmão mais novo escreveu, anos depois, que *você também pode sentir a cura de Deus* em sua vida. Como? Por meio da *confissão* e da *oração*.

Tiago disse que a cura vem quando você "confessa seus pecados aos outros" e, então, recebe uma oração da outra pessoa. Também precisamos confessar nossos pecados a Deus, mas uma parte essencial da cura é confessar a alguns cristãos como pecamos e como pecaram contra nós. Se quiser sentir a cura, é preciso levar seus segredos à luz por meio da confissão.

O que Pensarão?

Em geral, não nos abrimos porque ficamos aterrorizados com a possibilidade de saberem quem somos. Indagamos: *O que vão pensar de mim se realmente souberem?*

Permita-me dizer o que pensarão: que você é realmente honesto — que é muito parecido com eles, só que mais honesto. Todos temos falhas e estamos em uma jornada. A música da Beyoncé "I woke up like this" (Acordei assim, em tradução livre) não é verdade. Ela não acordou parecendo perfeita. Isso não acontece com ninguém, porque nenhum de nós é perfeito.

O que significa que podemos parar de fingir ser perfeitos.

Se existe alguém que consegue fazer isso, deveria ser um de nós, cristãos. Por quê? Porque uma exigência de se tornar cristão é admitir que somos pecadores em busca da graça. Sabe as montanhas-russas que têm aquele aviso: "Se você não tem *tanto* de altura, não pode andar"? O aviso que Deus coloca para sermos seguidores de Cristo é: "Se não consegue admitir que é pecador, não pode entrar" (veja 1 João 1:8–10). Se nós, o corpo de Cristo, não conseguimos ser abertos quanto às nossas dificuldades, quem conseguirá?

Tragicamente, muitos cristãos não conseguem aceitar o convite de Deus para se abrir aos outros seguidores com relação a suas dificuldades. Isso não os torna mais santos; isso os torna falsos.

No entanto, o convite de Deus a todos nós permanece: se quiser experienciar uma transformação de toda sua alma, se quiser se tornar tudo que Deus pretende, é preciso dizer a alguém sobre suas lutas.

É preciso se abrir, seja para o pequeno grupo de sua igreja, para um amigo de confiança que seja seguidor de Cristo ou para o pastor da sua igreja. Quando fizer isso, quando finalmente compartilhar que tem uma luta secreta, essa pessoa pensará: *Eu também. Você é como eu, só que mais honesto. Você realmente quer melhorar.*

Deus está dizendo para você contar a alguém, para confessar, pois Ele te ama e quer que você sinta a cura. A escolha é sua.

Cura por meio da Confissão

Esse princípio sobre confessar — o caminho de liberdade que Deus nos dá — mudou minha vida quando eu tinha 20 e poucos anos, após ter lutado desde tenra idade. Quando estava no sétimo ano do colégio, nosso grupo de jovens passou a noite em um hotel no caminho até o acampamento da igreja. Naquela noite, um colega de quarto ligou a TV no canal de pornografia.

Esse evento levou à minha luta contra a pornografia pelos dez anos seguintes. Conforme ia ficando mais velho, a pornografia foi ficando mais comum e acessível. Percebi-me com um vício que não queria, mas que não conseguia cortar.

Eu tinha um segredo e sentia que estava me afogando na vergonha. Meu segredo e minha vergonha dele levaram ao medo. Ficava aterrorizado em imaginar alguém descobrindo. Satanás continuava sussurrando: "Se o seu segredo for revelado, sua vida vai acabar." A ansiedade me *esmagou...* por anos.

Então, certo dia na faculdade, um amigo próximo irrompeu em minha casa e disse: "Fiz de novo. Vi pornografia, e não quero mais fazer isso. Pode orar por mim e me perguntar como estou com relação a essa área da minha vida de hoje em diante?" Fiquei impressionado. Nunca tinha visto alguém ser tão honesto assim.

Respondi: "Claro!" Confessei então que lutava com a mesma coisa. Oramos e começamos a assumir a responsabilidade um pelo outro. Instalamos aplicativos nos celulares e computadores para que tudo que víssemos fosse mostrado para o outro e para o pessoal do pequeno grupo. Por meio da confissão honesta, da oração e da responsabilização,

Deus começou a trazer a cura e a nos dar a vitória em nossas batalhas com a pornografia.

Até hoje, quando sou tentado a cobiçar alguém que não é minha esposa (ou quando faço isso de fato), seja na TV, no Instagram, na internet ou em público, confesso para o pessoal do pequeno grupo e peço que orem por mim.

O que lhe dá mais medo de confessar? Muito provavelmente, são *essas coisas* que mais precisa confessar. Ao fazer isso, começará a experienciar a cura, a ter menos ansiedade e mais paz.

A Dentista

Quando tinha 22 anos, fui à dentista pela primeira vez. Sim, você leu certo: *primeira* vez. Agora entendo que isso é bizarro, mas, na época, não imaginava que esperar tanto não era normal. Minha mãe tinha uma mentalidade tipo "Se não tá quebrado, não conserta", e meus dentes sempre foram bem alinhados, então nunca precisei de aparelho.

Quando comecei no meu primeiro emprego, descobri que tinha assistência odontológica. Pensei: *Assistência odontológica? Para que serve isso? Espera aí, é dentista? Acho que nunca ouvi falar nisso.* E decidi: *É, vamos nessa!* Tinha uma vaga noção de que as pessoas odiavam ir ao dentista, mas parecia algo novo e animador para mim. Assim, fui me consultar. Sentei-me naquela cadeira que deita, e fizeram radiografias. Alguém tinha me dito que dão escovas de graça, então fiquei esperando o brinde e achei que já seria liberado.

Após ver as radiografias, a dentista veio e disse: "Tenho boas e más notícias. A boa é que seus dentes estão bem alinhados. A má é que você está com catorze cáries."

Fiquei chocado. "Catorze cáries? Tenho tudo isso de dentes, é?" Ela respondeu: "Sim, você tem. Mas também pode ter várias cáries em um único dente. Vários dos seus dentes têm cáries múltiplas." No início, achei isso meio que legal, como se meus dentes tivessem realizado algo incrível, mas percebi em seu olhar de desaprovação que eu estava enganado.

Ela começou então a fazer uma série de perguntas: "David, com que frequência usa fio dental? Você realmente chega a escovar os dentes? Está tomando muito refrigerante? Chupa bala antes de dormir?"

Senti-me um pouco insultado, mas entendi o que queria dizer: eu não estava passando fio dental o suficiente e deveria parar de comer doces.

Na sequência, ela passou a trabalhar nas cáries, com a maquininha. Saí do consultório entendendo por que as pessoas odeiam ir ao dentista.

Quando abri minha boca naquele dia para que alguém a inspecionasse pela primeira vez, isso me ajudou a enfrentar problemas que já estavam lá (catorze cáries!) *e* a dar passos para impedir que o problema aumentasse (mais catorze cáries!). Poderia ter ido embora e continuado a viver como antes (fazendo gargarejo com açúcar e não passando fio dental), e poderia nunca permitir a outro dentista que examinasse meus dentes, mas isso tudo levaria a consequências. De fato, as coisas só piorariam.

Assim como abrimos nossa boca para que os dentistas consertem e previnam problemas dentais, precisamos abrir nossa vida para outros cristãos, permitindo que saibam onde estamos tendo dificuldades e precisamos de ajuda. Se nos recusarmos a fazer isso, teremos consequências. Continuaremos com vergonha, medo e ansiedade. Essa não é a vida que Deus tem para nós. Ele quer curar as áreas do nosso coração que estão cheias de putrefação e trazer vida a elas. Mas, novamente, a escolha é nossa, pois Ele não cura o que não revelamos.

Conforme lê este capítulo, surgiu alguma coisa em sua mente que você nunca compartilhou? Talvez um segredo que não quer continuar carregando, algo com o qual não quer lutar para sempre? Pode ser um problema com álcool, um distúrbio alimentar, uma batalha com a pornografia ou com um pecado sexual, um vício em remédios ou uma decisão do passado da qual sente vergonha. Seja o que for, isso causa ansiedade, e o pensamento de compartilhar o deixa ainda mais ansioso.

Entendo tudo isso, mas se você superar esses medos e confessar seu segredo para um pequeno grupo ou um amigo de confiança, poderá começar a experienciar a cura e a liberdade. Deus já pagou todos os seus pecados na cruz. Seu pecado não define você, e está na hora de superá-lo e deixá-lo para trás. Não o encubra; confesse-o.

O que revelamos pode curar, e podemos superar a ansiedade e sentir a paz de Deus.

9
Limpando o Guarda-roupa
Lidando com Bagagens

Minha esposa e eu adoramos maratonar séries. Algumas das nossas favoritas são *24 Horas*, *Friday Night Lights*, *Lost*, *Arremesso Final*, *Stranger Things*, *Gotham* e *Blue Bloods*. Pouco tempo atrás, um amigo nos disse sobre uma nova série que tínhamos que assistir chamada *Ordem na Casa*.

Sabe como as pessoas guardam tudo em *Acumuladores*? Em *Ordem na Casa*, você aprende a se livrar das coisas. Uma mulher chamada Marie Kondo vai à casa das pessoas e as ajuda a jogar fora tudo que está bagunçando a vida delas. Eu sei, parece instigante, não?

Ficamos surpresos pelo que chamaremos de *abordagem* dela. Marie pede que as pessoas tirem todos os itens do guarda-roupa e os examinem. O objetivo é se livrar deles. Como fazer isso? Ao falar a respeito e, então, fazer! Você segura cada item e pergunta: "Isso provoca alegria?" e "Isso é algo que faz parte do meu passado ou algo que quero levar ao meu futuro?" Se decidir que pode se livrar dele, você diz: "Obrigado por ser parte da minha vida em um momento passado." Esquisito? Sim. Sinistro? Talvez. Eficaz? As pessoas que participam do programa dizem que sim.

Assistimos apenas a alguns episódios, mas ficamos inspirados a fazer a organização. Começamos a ver nossas coisas e descobrimos rapidamente que estávamos guardando itens do nosso passado que não tinham lugar em nosso futuro. Tipo o quê? Bermudas cargo, camisas com botão de pérola, jeans fora de moda, roupas que não nos cabiam desde a faculdade, bilhetinhos de pessoas que namoramos no passado, máquinas Kodak velhas, toca CD (se não sabe o que é, pesquisa no Google), e muitas outras coisas.

Encontrei até um binóculo que tinha desde meus 15 anos. *Nunca o usei. Por que o guardo? E se fizer observação de pássaros algum dia? Vou precisar dele!* Não pude acreditar que ainda estávamos guardando tantas coisas do nosso passado.

O que isso tem a ver com ansiedade? Tudo, na verdade. Pense em sua alma como o guarda-roupa da sua vida. Com o tempo, nosso "guarda-alma" pode ficar bagunçado com coisas do passado. Que coisas? Durante nossa vida, enfrentamos decepções, mágoas e sofrimento. Nossas feridas podem ser o resultado das escolhas pecaminosas que fazemos ou de pessoas que pecaram contra nós. Talvez sem perceber, guardamos vergonha, dor, culpa, raiva, mágoa, medo, rancor, humilhação e insegurança do nosso passado. Como Marie Kondo, Deus nos diz para nos livrarmos disso:

> Livrem-se de toda amargura, indignação e ira, gritaria e calúnia, bem como de toda maldade. Sejam bondosos e compassivos uns para com os outros, perdoando-se mutuamente, assim como Deus perdoou vocês em Cristo. (Efésios 4:31 e 32)

Deus diz que, se você está bravo, ressentido ou magoado, é preciso se livrar do que está guardando. Até que nos decidamos a fazer isso, estaremos apenas continuando a levar tudo isso ao nosso futuro, resultando em uma vida repleta de ansiedade que não queremos viver.

Aposto que você encontrou uma camisa antiga e pensou: *Não sabia que ainda a tinha.* Você nunca se livrou dela, então está com você por todos esses anos.

Essa camisa não é a única coisa que você está guardando desde o ensino médio. No momento em que a pegou, também tocou em uma ferida causada pela traição de um amigo, ou em uma mágoa pelo divórcio dos pais, ou na dor de algum evento traumático.

Talvez alguém tenha abusado sexualmente de você. Não foi sua culpa. Você foi a vítima da decisão maligna de outra pessoa. Esse abuso mudou sua perspectiva sobre a sexualidade, sobre o sexo oposto, sobre si mesmo e, quem sabe, até sobre Deus.

Pode ser que lute com o trauma de um irmão viciado em drogas, do suicídio de um amigo, do seu pai ficar desempregado ou de um amigo mentir sobre você.

Seja o que for, tal experiência trágica do passado exerceu um papel em sua vida. Também exerceu um papel ao moldar sua ansiedade. Sim, sua ansiedade. Pesquisas mostram que experiências traumáticas produzem ansiedade em nós e aumentam a possibilidade de desenvolvermos transtornos de ansiedade.[1]

Você precisa se livrar disso. Caso contrário, se não se recuperar, acabará carregando isso para seu futuro, e essas coisas continuarão a moldar quem você é e o que sente.

Mas isso não é necessário. Você pode segurar o que aconteceu, perguntar "Isso produz alegria?" e decidir que foi parte de sua vida em um momento passado, mas que se livrará disso. Como? Como você vai limpar o guarda-roupa da alma e se recuperar do passado? Vamos descobrir.

Causas raiz

Tenho uma nogueira no meu quintal. Há anos, nutria a esperança de que ela encheria nossa vida com mais nozes do que poderíamos aguentar. Doces, tortas, biscoitos e... pizzas (por que não) de nozes. Porém, eu me decepciono todos os anos porque não saem tantas nozes como esperava. Certo ano, chamei um arborista para dar uma olhada. (Sim, um arborista. Só quando adulto vim a descobrir que existem coisas como arboristas e dentistas!) Ele me disse que o problema da árvore estava nas raízes. Elas não estavam recebendo água o suficiente. Se eu quisesse nozes, teria que resolver o problema nas raízes. Ele explicou que o que eu *conseguia* ver acima da superfície estava sendo moldado pelo que *não conseguia* ver abaixo dela.

Nossa vida — o que as pessoas veem — está sendo completamente moldada pelo que não conseguimos ver sob a superfície. Veja o que Deus fala sobre nossas "raízes":

> Cuidem que ninguém se exclua da graça de Deus. Que nenhuma raiz de amargura brote e cause perturbação, contaminando a muitos. (Hebreus 12:15)

O que são raízes de amargura? São mágoas e ressentimentos do nosso passado. Nós as guardamos em nossos "guarda-roupas", e muito embora estejam escondidas de nossa vista, elas influenciam tudo. Para sentirmos a paz no futuro, devemos nos recuperar de mágoas passadas.

De fato, o verso de Hebreus diz que, se continuarmos permitindo que a raiva e a amargura criem raízes em nosso coração, isso pode nos "profanar". Tradução? *O ressentimento sobre algo que aconteceu ontem envenenará o que acontece hoje.* Abrigar a amargura contra pessoas do passado machucará seus relacionamentos com as pessoas no futuro.

Se você não tem paz em seu coração, não terá paz em sua vida.

Sua habilidade de confiar nas pessoas, resolver conflitos, manter amizades, ter namoros saudáveis e até de ter um futuro casamento será afetada pelas raízes de amargura abaixo da superfície.

Guardar Machuca

Como pastor, aconselho casais de namorados cujo casamento realizarei. Sempre pergunto aos futuros noivinhos: "Tem alguém na sua vida que você não perdoou?"

A resposta geralmente é sim. Infelizmente, muitos jovens adultos de hoje em dia cresceram em lares onde um dos pais esteve física ou emocionalmente ausente ou onde os pais se divorciaram, coisas terrivelmente dolorosas. As pessoas que aconselho foram, em geral, feridas por outras — pais, irmãos, amigos, um valentão ou alguém de um namoro passado. É comum eu descobrir que estão guardando mágoas e amargura.

Peço a elas que passem pelo processo de perdão da pessoa com quem estão bravas *antes* de casarem. Então lhes digo de forma gentil, mas clara: "Não farei seu casamento até resolverem isso."

Por quê? Não é porque não me importo com elas, mas porque, sim, me importo. Amo-as e quero vê-las em casamentos saudáveis.

Digo aos que estão prestes a se casar: "Se não conseguem aprender a perdoar alguém que os magoou profundamente, não estão prontos para o casamento. Casamento tem tudo a ver com perdoar vez após vez alguém que o magoa profundamente. Se não conseguem fazer isso, não estão preparados para este passo. Ao não perdoar, você treinou a si mesmo para guardar a mágoa. Se não perdoou, o que o faz pensar que é o tipo de pessoa que vai perdoar o cônjuge?"

Quase sempre é fato que, quando alguém ainda está rancoroso, a pessoa que não foi perdoada é de algum relacionamento íntimo. É geralmente pai, mãe, irmão ou algum outro familiar. É por isso que a dor é tão profunda. Digo à pessoa, da forma mais amável que consigo: "Você terá a mesma experiência com seu cônjuge. Vai se machucar, tendo a outra pessoa feito isso de propósito às vezes e sem querer em outras. Faz parte de ser casado com um ser humano pecaminoso. Você vai se machucar, e terá que perdoar. É por isso que, *se não perdoou alguém, não está pronto para se casar.*"

Também explico ao casal: "Se vocês têm raízes de amargura sob a superfície, estarão plantando este casamento em solo ruim. Talvez não vejam as raízes, mas elas moldam sua vida e moldarão seu casamento. É preciso se livrar delas. Está na hora de perdoar, para que possam caminhar rumo a um futuro de liberdade."

Raízes de Amargura Estão Crescendo

Agora é o momento — esteja você solteiro, namorando ou casado — de criar o hábito de perdoar. Se você tem raízes de amargura sob a superfície, elas continuarão a crescer e terão um efeito no que está acima da superfície, atacando-o com ansiedade, roubando sua paz e destruindo seus relacionamentos.

Então, antes de continuarmos, use estas perguntas sobre "o que repousa abaixo" para ajudá-lo a identificar se algumas dessas raízes de amargura estão crescendo em você:

- Há alguém que parte de você espera que fracasse de alguma forma ou que gostaria de ver sofrer?
- Há alguém cujo nome, quando mencionado, o faz se sentir bravo ou ressentido?
- Há alguém que você evitaria em público por causa de algo que ocorreu entre vocês dois?

- Há alguém que você não quer deixar voltar à sua vida até que a pessoa peça desculpas?
- Há alguém que você não perdoou?

Caso tenha respondido sim a qualquer uma dessas perguntas, há uma raiz de amargura crescendo em você abaixo da superfície. Você precisa se livrar dela, pois, muito embora não possa vê-la, é perigosa.

Bombas Enterradas

Durante a Segunda Guerra Mundial, as forças aéreas norte-americanas e britânicas lançaram milhares de bombas sobre toda a Alemanha para enfraquecer a máquina de guerra nazista. Embora a maioria tenha explodido, milhares ficaram intactas. Caíram e submergiram no terreno pantanoso alemão, nunca tendo explodido. Ainda estão lá, e de vez em quando, alguém encontra uma.[2]

Uma equipe de construção chega ao local, começa a cavar para limpar o lugar para um novo prédio ou casa e encontra uma bomba. Evacuam a cidade inteira ou o bairro ao redor para tentar desativá-la. Caso não consigam, precisam explodi-la. Por quê? Porque é um perigo que sempre estará lá; talvez não exploda hoje, mas pode explodir a qualquer momento.

Se você guarda rancores de mágoas passadas, é como uma bomba enterrada sob a superfície, sempre com o risco de explodir. Pode não acontecer hoje, mas enquanto ela permanecer enterrada sob a superfície, é um perigo para você e para todos ao seu redor.

Pode imaginar viver em uma cidade onde sabe que há bombas enterradas? Você ficaria ansioso! Nunca poderia ter uma paz de espírito real. Da mesma forma, em vez de paz, você terá ansiedade quando seu coração tiver raiva alojada lá dentro.

Assim, a questão é: *Como desativar as bombas de mágoas passadas?* É preciso se livrar delas. A Bíblia diz que isso acontece pelo processo do perdão, e perdoar tem tudo a ver com abrir mão.

Perdoe a Dívida

Para nos recuperarmos de mágoas passadas, devemos abrir mão da raiva e da amargura. Fazemos isso por meio do perdão:

> Suportem-se uns aos outros e perdoem as queixas que ti-
> verem uns contra os outros. Perdoem como o Senhor lhes
> perdoou. (Colossenses 3:13)

O que é perdão? É abrir mão do nosso direito de retaliação contra alguém que nos machucou. É deixar que Deus faça justiça pelo mal perpetrado contra nós. Quando perdoamos, estamos, em efeito, dizendo: *Deus, escolho não guardar mágoa pelo que me fizeram. Entrego a Ti meu desejo por justiça.*

Por que faríamos isso? Um motivo é que, como cristãos, sabemos que cada pecado cometido contra nós será pago, seja pela pessoa sofrendo no inferno por toda a eternidade ou na cruz, por Jesus.

Outro motivo pelo qual perdoamos é que isso nos liberta. Geralmente achamos que, ao perdoarmos, libertamos a outra pessoa da responsabilidade. Mas *nós* é que somos libertos e podemos finalmente sentir a liberdade das mágoas que nos seguram e atrapalham nossos relacionamentos.

Se quer uma vida marcada pela paz, e não pela ansiedade, você precisa perdoar.

Porém, empacamos com a ideia do perdão. Acredito que parte do motivo pelo qual não queremos perdoar é que não entendemos o perdão. Então, vamos ver o que ele não é.

Perdoar não é esquecer. Não dá para esquecer. Nosso cérebro não funcionam assim. Para perdoarmos alguém, não precisamos fingir que nunca aconteceu nada.

Perdoar não é justificar o pecado. O que aconteceu *é* errado, *machuca* e *deveria* deixá-lo bravo. O pecado deixa Deus bravo e turba Seu coração. Deus nos diz: "Não retribuam a ninguém mal por mal" (Romanos 12:17). Ele chama o que aconteceu a você de "mal".

Perdoar não é fingir que nunca aconteceu nada. Não é dizer: *Ah, nunca machucou. Estou bem. Está tudo bem.* Quando perdoamos, reconhecemos nossa mágoa, mas ainda escolhemos não guardar a amargura contra outros.

O perdão não é condicional. Em geral, as pessoas pensam: *Se a pessoa vier e implorar meu perdão, vou conceder, mas só nessas condições.* O perdão é um mandamento; não é condicional (veja Mateus 18:21 e 22). Jesus perdoou aqueles que O crucificaram *enquanto* estava sendo

LIMPANDO O GUARDA-ROUPA

crucificado. Ele não fez demandas antes de outorgar o perdão, e Seus seguidores tampouco devem fazer. Lembre-se de que, enquanto espera que alguém venha lhe pedir desculpas, você está guardando uma mágoa que só vai impedi-lo de se recuperar e de viver a vida que Deus tem para você.

O perdão não é nada disso. Perdoar é como dizer: *O que você fez foi errado. Estou machucado e não estou justificando o pecado. Mas estou escolhendo não guardar mágoas de você. Entrego isso a Deus. Confio que Ele fará qualquer vingança ou restituição necessária. Isso é com Ele, e não comigo. Vou abrir mão.*

Armadilhas de Guaxinins

Eu estava conversando com um amigo que cresceu em um sítio no interior... tipo *bem* interior mesmo. Ele me disse que os guaxinins vinham tentar matar as galinhas. Para impedir isso, ele colocou armadilhas. Elas não são aquilo que talvez você imagine. Ele fazia um buraquinho com furadeira na lateral de uma tora e colocava nele um objeto brilhante, como um pedaço de papel-alumínio.

Os guaxinins colocavam a pata no buraco para tentar pegar o objeto brilhante. O buraco era grande o suficiente para que a pata entrasse aberta, mas quando a fechavam para pegar o objeto, ela ficava presa.

A qualquer momento, poderiam apenas abrir a mão e ficar livres, mas eles se recusavam a soltar o objeto brilhante. Ficavam presos, sem perceber que poderiam se libertar se apenas abrissem a mão.

Da mesma forma, Deus quer que você seja livre — porém, enquanto guardar mágoas, continuará preso. Ao se recusar a perdoar, continua a segurar o objeto brilhante. Isso não é necessário. Deus nos convida a todos para abrirmos mão de nossas mágoas para Ele e perdoar os outros assim como fomos perdoados.

Dívida Perdoada

Os discípulos ouviram Jesus falar *muito* sobre perdão. Certa vez, Pedro pediu a Ele que explicasse melhor. Ele perguntou: "Jesus, quantas vezes deverei perdoar alguém que peca contra mim?" Então, acrescentou, aposto que com uma pitada de orgulho: "Até sete vezes?" (veja Mateus 18:21). Tal sugestão talvez o tenha feito se sentir bem, pois nenhum rabino ensinava a perdoar tanto assim. Pedro estava tipo: "Ei, olha como sou generoso. Até sete vezes? Que tal isso, hein? Veja como sou bom."

Jesus respondeu: "Não sete vezes, Pedro. Setenta vezes sete!" (veja o verso 22).

Todo mundo ficou de boca aberta ao redor de Jesus. Eles entenderam que Ele estava ensinando-os a nunca parar de perdoar.

Por que nunca paramos de perdoar? Porque Deus não para de nos perdoar. Jesus explicou isso com uma parábola (veja os versos 23–25). Ele disse, com meu toque leve de modernidade:

> O reino do céu é como isto. Havia um cara, vamos chamá-lo de Zé, que devia R$6 bilhões.
>
> Certo dia, um rico credor diz a ele: "Você está atrasado com sua dívida. Está na hora de pagar."
>
> Zé respondeu: "Não tenho como. São R$6 bilhões!"
>
> O credor diz ao seu capanga: "Certo. Pegue o Zé, tudo o que possui, sua família, e venda tudo. Vamos ficar com o valor que conseguirmos pela venda."
>
> Zé se ajoelha e começa a implorar. "Vou pagar de volta. Por favor, me dê tempo suficiente. Por favor, tenha misericórdia."

Pagar de volta R$6 bilhões? Todo mundo que estava ouvindo a história sabia que Zé nunca conseguiria pagar. Jesus continuou:

> O credor decide ser misericordioso e cancela a dívida de Zé.

(Meu! Que dia ótimo! Digo, finalmente conseguir pagar sua dívida do financiamento já é um sentimento maravilhoso. Quando consegue pagar R$6 bilhões, é um dia fabuloso.) Jesus continua:

> Voltando para casa, Zé se depara com um cara, o Juca, que lhe deve mil reais.
>
> Zé segura Juca e grita: "Cadê meu dinheiro?"

Juca implora, usando as mesmas palavras que Zé acabara de usar para si mesmo: "Vou pagar de volta. Por favor, me dê tempo suficiente. Por favor, tenha misericórdia."

Mas Zé se nega e faz com que Juca seja preso.

(Nossa!) Então, Jesus explicou:

O rico credor, aquele que perdoou a dívida de R$6 bilhões do Zé, fica sabendo do ocorrido. Então vai até o Zé e diz: "Seu serviçal maldito. Perdoei uma dívida sua que valia milhões de vezes mais do que ele lhe devia. Perdoei um débito que você nunca conseguiria pagar. Juca conseguiria pagar o que lhe devia, e você não teve misericórdia dele?" E o credor fez com que Zé fosse preso até que sua dívida inicial de R$6 bilhões fosse paga integralmente.

(Estou bastante seguro de que isso levaria... uma eternidade.) Jesus termina a história dizendo:

É assim que meu Pai celestial vai tratar cada um de vocês, a menos que perdoem de verdade seu irmão ou sua irmã.

A questão levantada por Jesus era a de que, não importa o que alguém tenha lhe feito, por mais maldosa ou dolorosa que tenha sido a ação, isso não é nada em comparação com o que você fez para Deus. Ele escolheu perdoá-lo, e você deve escolher perdoar.

Assim como Zé deveria ter feito na história, você precisa olhar para a pessoa que o magoou e dizer: "Estou perdoando a dívida. Você não me deve mais nada."

Você Não Me Deve Mais Nada

Meus pais se divorciaram quando eu tinha 12 anos. Meus irmãos e eu acabamos indo morar com minha mãe e víamos meu pai apenas duas vezes por mês. Na época, isso parecia normal, mas depois, percebi que estava carregando muitas mágoas e ressentimentos dele. Posteriormente, comecei a processar a dor. Entendo que a Bíblia disse que eu precisava cancelar a dívida, mas eu lutei um pouco para saber como. Então, alguns cristãos mais experientes me disseram: "É muito difícil perdoar uma dívida se você não sabe *qual* é a dívida. Você precisa identificar o que foi tomado. Então pode decidir cancelar."

Sentei-me e comecei a escrever bem especificamente o que foi tomado de mim.

> Você me privou de ter um pai por perto. Você tirou de mim a chance de ter um pai que fosse aos meus jogos torcer por mim no colégio e na faculdade. Você tirou de mim a segurança que eu deveria ter sentido ao crescer, porque nas segundas-feiras à noite eu tinha que cruzar a cidade até aquele apartamento terrível. Você me privou de ter um exemplo na vida mostrando como se ama uma esposa.

Escrevi tudo e, por fim, terminei: "Estou decidindo que você não me deve mais nada." Não precisava mostrar para ele; precisava identificar o débito comigo para que pudesse cancelá-lo.

Fico de coração partido ao saber que você está carregando uma dor sobre o que lhe aconteceu. Não sei o que foi tirado de você. Talvez...

- sua virgindade;
- não ter uma mãe que o amasse como deveria;
- não ter um pai que o amasse e lhe mostrasse como ser um homem de Deus;
- ter passado anos com vergonha por causa de um aborto que ele disse que você tinha que fazer;
- não conseguir olhar no espelho e se sentir bem consigo mesmo;
- não passar os Natais com ambos os pais na mesma casa.

Entendo, e sinto muito. Mas se quiser paz em seu futuro, não pode guardar as mágoas do passado. Precisa abrir mão delas. Uma das coisas mais saudáveis que pode fazer é sentar-se e escrever o seguinte:

> Isto é o que tiraram de mim _____, e estou decidindo cancelar a dívida ao oferecer meu perdão.

Ao fazer isso, está decidindo não permitir que o passado controle seu futuro.

Seu Eu Futuro

Lembra-se da série *Ordem na Casa,* que fala sobre se livrar do lixo em sua vida? Adoro a pergunta esclarecedora que ela pede que as pessoas façam sobre o que encontram em seus guarda-roupas: "Isso é algo que consigo ver no futuro comigo?" Ou seja, é algo que quero como parte da minha vida futura ou algo que deveria deixar no passado?

Estas sandálias Birkenstock são algo que quero que faça parte do meu futuro, ou é melhor que fiquem no passado? Bem esclarecedor! Sinto muito, birkens, não virão ao futuro comigo.

Provavelmente, você tem mágoas que vem segurando e às quais precisa perguntar: *Isso é algo que consigo ver no futuro comigo, ou, se quero viver uma vida cheia de paz e livre de ansiedade, é melhor que fique no passado?*

Por exemplo, talvez alguém tenha abusado sexualmente de você. Isso foi errado e não foi sua culpa. É compreensível que carregue uma mágoa imensa e que tenha dificuldade em confiar nas pessoas. Digamos que tem 24 anos e que mova o relógio 16 anos para a frente, para quando tiver 40. Sua família lhe faz uma festa de "bem-vindo à maturidade". Está cercado pelas pessoas mais importantes da sua vida. Imagine que está sentado lá, rodeado por seus amados. Você quer que essa pessoa (você) ainda se sinta envergonhada, brava e com medo?

Aposto que não. Se for esse o caso, se quiser estar livre no futuro, pode escolher se recuperar do que ocorreu. Com Deus, pode começar a desenvolver o processo de perdoar as pessoas que pecaram contra você. Você tem um Deus que o ama e que está lhe dizendo: "Você pode me confiar isso. Todos os pecados foram pagos na cruz por toda a eternidade. Conceda-me isso. Não guarde suas mágoas, que apenas segurarão sua vida. Isso não cria alegria, e está na hora de se livrar disso."

Ao tomar a decisão hoje de abrir mão de suas dores passadas, pode e experimentará mais paz no futuro.

10

Corrida com Obstáculos

Enfrentando o Estresse

Na faculdade, eu era um atleta da primeira divisão (a mais alta possível). (Chocante, não?) Como? Eu não jogava beisebol ou futebol. Eu arremessava dardos. Contei e acho que havia cerca de três pessoas no planeta que arremessavam dardo. Isso explica por que consegui chegar à primeira divisão estudantil.

O arremesso de dardo faz parte do atletismo, que é um esporte realizado na primavera, então, no outono, não há nada além de exercícios de força e condicionamento. Nosso treinador, Chico, duas vezes vencedor olímpico, criou vários testes de força para avaliar como havíamos melhorado a cada semestre. O mais notório, visto que era o mais esgotante, era conhecido como corrida com obstáculos. Ao longo do meu primeiro ano na faculdade, meus colegas mais velhos de time me contavam como o teste era excruciante. Parecia que estavam descrevendo uma cirurgia de canal realizada sem anestesia.

Quando finalmente chegou o dia da corrida com obstáculos, eu ainda não sabia ao certo o que esperar. Senti uma mistura estranha de insegurança e orgulho. Meus pensamentos iam de *Será que estou prestes a morrer?* a *Vou detonar e provavelmente bater um novo recorde.*

O que era a corrida com obstáculos? O técnico cronometrava você enquanto carregava um peso de metal de 7,2kg correndo ao longo de um percurso com obstáculos, pulando as barreiras e subindo e descendo os corredores das arquibancadas. E quando você completava o percurso? Tinha que fazer tudo de novo! E se isso não parece terrível o bastante, nós tínhamos que fazer o percurso com o time inteiro assistindo.

Enquanto todos nós esperávamos para ser torturados, nosso treinador me olhou e disse: "Ei, você é o mais novo. Vai primeiro. Estabeleça o ritmo." *Que ótimo.* Fui até a largada. O técnico gritou: "À sua marca, preparar, vai!" E eu saí, peguei o peso de metal, corri o mais rápido que conseguia, pulei os obstáculos, subi e desci as arquibancadas. Cheguei ao topo do último corredor, deixei o peso, peguei o segundo peso e comecei a segunda volta.

Estava me sentindo incrível e pensando: *Sou um fenômeno! Talvez devesse tentar as Olimpíadas!* Pelo canto do olho, vi meu técnico mostrando meu tempo para outro técnico. Claramente, ele estava tão surpreso quanto eu. *Sim!* Daí, cheguei à primeira arquibancada para subir e descer os corredores e percebi, *Houston, temos um problema.* De repente, meu corpo disse: *Desligar motores!*

A explicação técnica para o que aconteceu é que minhas pernas ficaram cheias de ácido lático. Isso ocorre quando não há oxigênio suficiente em seus músculos. Eu não entendia a reação metabólica que estava acontecendo dentro de mim. Não sabia que meu corpo continha tanto ácido assim ou que lhe faltava tanto oxigênio. Sabia apenas que não conseguia mais correr. Minha arrancada máxima se transformou em uma frouxidão derrotada. Subi e desci as escadas como uma idosa com quadris artificiais e artrite extrema em ambos os joelhos.

As cãibras e a fadiga nas pernas eram apenas secundárias à minha vergonha de ter a equipe inteira de atletismo vendo isso acontecer. O que ocorrera foi tão patético, que não estavam tirando sarro de mim; me olhavam com uma mistura de horror e pena. Quase conseguia ouvir seus pensamentos: *Alguém, por favor, faça isso parar. Olhe para ele. Como pode alguém ser tão não atlético? Acho que minha avó conseguiria ganhar dele numa luta.*

Por fim, cheguei ao fim e desabei.

Meu treinador veio até mim e disse: "David, foi a primeira volta mais rápida que já vi... e a segunda volta mais lenta que já vi."

Obrigado, treinador.

O que aconteceu? Meu ritmo me alcançou, e me *custou.*

Isso não acontece frequentemente em nossa vida? Corremos em um ritmo insustentável. Nossa correria nos faz sentir exaustos mental, emocional, espiritual e fisicamente. O ritmo insustentável é esmagador, mas parece inevitável. Na verdade, nos sentimos pressionados a fazer mais — ganhar mais dinheiro, trabalhar mais, fazer mais exercícios, mais amigos, sair com mais pessoas, comer comida saudável com mais frequência, economizar mais dinheiro, pagar mais dívidas e, de algum modo, dormir mais. Precisamos fazer mais! Não podemos fazer menos.

Parece que nossa fé muitas vezes é assim também. Temos expectativas sobre nós mesmos — que deveríamos estar orando mais, lendo mais a Bíblia, doando mais, frequentando mais a igreja e servindo mais.

Aonde esse ritmo insustentável e o ímpeto de fazermos mais nos levam? À ansiedade, ao estresse e a um sentimento de opressão.

No Limite

Se você perguntar a um adulto comum "Como vão as coisas?", provavelmente ouvirá alguma versão de "Bem, só muito *ocupado*" ou "Tudo certo, mas trabalhando *muito*".

O interessante é que o sentimento de nos sentirmos oprimidos não é apenas *tolerado*; é quase *celebrado*. Pode parecer que estamos em uma competição para ver quem é o mais ocupado e o mais estressado.

E se você perguntasse a uma pessoa como está e ela respondesse "Tudo bem, estou curtindo a vida, indo num ritmo mais devagar" ou "Tudo certo, estou trabalhando menos horas e coloquei alguns limites saudáveis na minha vida profissional, então raramente estou estressado"? O que você pensaria? Provavelmente: *O que está errado com essa pessoa? Claramente, perdeu a motivação.* Ou, *Nossa, nunca percebi como é preguiçosa.*

Tal mentalidade de "sentir-se oprimido porque trabalhar demais é legal!" está embutida em nosso tecido social. Se descansar fosse um esporte olímpico, os EUA não ganhariam nenhuma medalha. De acordo com a Organização Internacional do Trabalho, os "norte-americanos trabalham 137 horas a mais por ano do que os trabalhadores japoneses, 260 horas a mais por ano do que os trabalhadores britânicos e 499 horas a mais por ano do que os trabalhadores franceses".[1]

Um estudo descobriu que, nos Estados Unidos, a maioria dos empregados assalariados trabalha em média *mais que* 40 horas por semana.[2] Os resultados do trabalho em excesso podem ser devastadores. Um estudo de 6 anos feito com 2.123 trabalhadores descobriu que os que trabalhavam pelo menos 11 horas por dia tinham 2,5 vezes a mais de chance de ficarem deprimidos do que os que trabalhavam 7 ou 8 horas diárias.[3]

Os norte-americanos não apenas trabalham mais horas como também têm menos tempo de férias.[4] Mesmo quando saem de férias, o estresse da vida e do trabalho vai junto, graças à tecnologia. O autor Daniel H. Pink, em um artigo no *New York Times,* explicou que nossos smartphones e computadores garantem que, de fato, nunca estamos "longe" — que as férias "costumavam ser um botão de desligar", mas, agora, por causa da tecnologia, é "mais como um botão regulador de intensidade".[5]

Não é de admirar que todo mundo esteja tão ansioso!

Estressados

Quer ouvir algo maluco? Durante a maior parte da história, a palavra *estresse* era basicamente um termo associado apenas com física ou ciência. Por exemplo, se uma barra de metal começa a se dobrar por causa de peso ou força, ela está sob estresse. O estresse significa que o limite da barra foi alcançado e que a força aplicada está prestes a quebrá-la. Foi apenas nas últimas poucas décadas que as pessoas começaram a usar o termo *estressado* para descrever um sentimento experienciado internamente por uma pessoa, e não fisicamente por um objeto.[6]

Como o termo *estressado* passou a ser aplicado às pessoas? Eu não sei, mas imagino alguém em um projeto de construção observando uma barra de metal prestes a ser quebrada e pensando: *Parece que a barra é minha vida. Estou me sentindo como ela, sendo quebrado pelo estresse.* Talvez não tenha acontecido assim, mas isso não importa. A sociedade começou a aplicar esse termo com o significado "no limite ou prestes a quebrar" para descrever a vida das pessoas, e a coisa pegou... e *rápido.*

As pessoas podem estar estressadas no âmbito financeiro, emocional, profissional, mental, relacional e até espiritual. Sentimo-nos constantemente sobrecarregados pelas demandas da vida e incapazes de acompanhar. Isso aumenta nossa ansiedade e rouba nossa paz. No entanto, e se não precisarmos viver assim?

Irmã ao Quadrado

Se você cresceu nos anos 1990, conhece a série *Uma Galera do Barulho*, as boy bands, o jogo *Super Mario World*, o Walkman da Sony, a expressão "É hora de morfar," o desenho *Capitão Planeta*, as idas à locadora nas sextas à noite e o coleguinha rico que tinha mesmo um computador *em casa*. Também conhece *Irmã ao Quadrado*. Nessa série estrelavam Tia e Tamera como as gêmeas idênticas que foram separadas no nascimento, mas que se conhecem magicamente quando adolescentes em uma loja de roupas. O que elas fazem? Convencem o pai e a mãe adotivos e solteiros a irem morar juntos, é claro!

O que isso tem a ver com qualquer coisa? Não muito, mas sempre que leio sobre as irmãs Maria e Marta na Bíblia, não consigo evitar pensar no programa *Irmã ao Quadrado*. Pode considerar isso como parte da maldição de ter crescido nos anos 1990.

Em Lucas 10, Maria e Marta recebem Jesus em casa, e sua interação com Ele mostra o perigo por trás da mentalidade de estar no limite, tão comum em nosso mundo hoje em dia:

> Caminhando Jesus e os seus discípulos, chegaram a um povoado, onde certa mulher chamada Marta o recebeu em sua casa. Maria, sua irmã, ficou sentada aos pés do Senhor, ouvindo-lhe a palavra. Marta, porém, estava ocupada com muito serviço. (versos 38-40)

Jesus chega caminhando na cidade natal de Marta, então ela O convida, e também a Seus discípulos, para descansar em sua casa. É então que Jesus começa a ensiná-los, bem na sala de estar de Marta e Maria. Consegue imaginar? Não seria muito legal ter Jesus ensinando em sua casa?

Marta entra em modo de pânico total: *Jesus está na minha casa! O que devo servir? O que servir de almoço ao Filho de Deus? Peixe, talvez? Não, muito clichê. Além disso, só tenho um peixe, e tem treze pessoas! Claro, Ele fez aquele truque todo da multiplicação dos peixes. Talvez seja fácil para Ele. Eu poderia dizer: "Jesus, tem um peixe aqui. Faça seu show!" Não, seria desrespeitoso. O que vou fazer para o almoço? E se fizesse Hot Pockets ou algo parecido?*

Marta está pensando sobre o que servir aos seus convidados e preparando a comida, mas Maria sai de fininho da cozinha e vai à sala ouvir Jesus ensinar. Marta percebe que a irmã a deixou sozinha para organizar tudo e decide fazer algo a respeito:

> Então se aproximou de Jesus e disse: "O Senhor não se importa com o fato de minha irmã ter deixado que eu fique sozinha para servir? Diga-lhe que venha me ajudar." (verso 40, NAA)

Basicamente, Marta está dizendo a Jesus: "Qual é que é? Minha irmã aqui está agindo como uma hippie, sentada aos Seus pés. Ninguém tem tempo pra isso! Preciso de ajuda na cozinha. Fala pra ela me ajudar!" Sinto pena de Marta. Ela está trabalhando sozinha na cozinha, tentando ser uma boa anfitriã. Será que Maria não deveria estar lá ajudando?

Há muito que respeitarmos em Marta. Ela aparenta ser a responsável. A casa é dela. Ela é quem paga as contas. Parece ter motivação e ambição. Ela é do tipo batalhadora, que se importa com os outros. Marta parece ser a solteira mais qualificada da cidade! Se o canal ABC e o apresentador Chris Harrison estivessem por lá naquela época, tenho certeza de que ela teria sido a primeira escolhida para participar do reality *The Bachelorette*.

Maria, por outro lado, parece ser uma sanguessuga, só de boa na sala de estar da irmã, aproveitando-se do trabalho duro dos outros. Quem é que *faz* isso?

Como eu, Jesus também sente por Marta, mas não porque ela não tem ajuda suficiente na cozinha. Ele sabe que esse não é seu maior problema. Ele reconhece que ela tem uma questão muito mais importante do que seja lá o que for que esteja preparando para o almoço. Jesus olha para ela e diz:

> Marta! Marta! Você anda inquieta e se preocupa com muitas coisas, mas apenas uma é necessária. Maria escolheu a boa parte, e esta não lhe será tirada. (versos 41 e 42, NAA)

Marta tinha uma lista enorme de coisas a fazer: cozinhar, preparar e servir. Ela parecia estar no limite, estressada e em falta da única coisa que era mais importante: Jesus. Em vez de sentar-se com o Príncipe da Paz, ela preferiu uma cozinha cheia de pratos e um coração cheio de pânico.

Na história, Marta é descrita como *ocupada*, *inquieta* e *preocupada* — três palavras que descrevem com precisão muitos de nós. Essas três palavras se conectam. Estarmos ocupados nos deixa inquietos. Estarmos inquietos — pelas coisas do passado ou do futuro — nos deixa ocupados. Se você está inquieto, está preocupado. Se está ocupado no presente por algo a respeito do qual está inquieto sobre o passado ou o futuro, se sentirá preocupado.

Morte por Distração

Estarmos *ocupados* ou *absortos* com algo nos deixa distraídos. A origem da palavra *distraído* vem de uma palavra francesa para "tortura". Se os franceses queriam realmente torturar alguém, eles distraíam a pessoa, amarrando cordas em suas pernas e braços. Depois, amarravam as outras pontas em cavalos, que saíam correndo em todas as direções e esquartejavam a pessoa. O resultado era chamado de "morte por distração".[7]

Talvez não seja o tipo de distração com o qual estejamos familiarizados, mas é estranhamente parecido. Sabemos como é ser puxados em muitas direções ao mesmo tempo. A distração hoje em dia não nos mata literalmente, mas assassina o nosso melhor. Ela nos rouba a habilidade de estar presentes no momento, investindo em relacionamentos, descanso, foco e curtindo a vida.

A distração impulsiona nossa correria e é uma das principais causas da ansiedade e do estresse. Muitas vezes, ela nos faz sentir que estamos no limite e sobrecarregados. E, como vimos com Marta, quando estamos no limite, podemos deixar de lado o que é mais importante.

Adivinha Quem Vem para o Jantar?

Se pudesse convidar qualquer pessoa da história para jantar, quem escolheria? Quem sabe Martin Luther King Jr., Madre Teresa, Martinho Lutero, Abraham Lincoln, Justin Bieber ou Beyoncé. Sem julgamentos aqui. Siga seu coração.

Dá para imaginar alguém visitando sua casa e você passar o tempo todo limpando e arrumando outro cômodo? Isso seria muita burrice!

É exatamente o que aconteceu naquele dia na casa da Marta. Ela convidou Jesus à sua casa. O Filho de Deus estava em sua sala de estar.

Era a pessoa mais importante de toda a história humana, sentada no sofá dela. E o que Marta faz? Passa o tempo com Ele? Não. Ela fica na cozinha fazendo a comida e limpando.

O que aconteceu com Marta muitas vezes acontece conosco. Convidamos Jesus para nossa vida. Permitimos que viva em nosso interior. Contudo, nós também somos constantemente tentados pelas distrações que roubam nosso foco para longe dEle.

As distrações — nossos trabalhos, o status de relacionamento, os planos para o fim de semana, as finanças, a saúde, os amigos, as redes sociais — não são coisas ruins, e são importantes. Mas, mesmo assim, elas puxam nossa atenção para longe do que é mais importante.

Vivemos distraídos, negligenciamos o mais importante, e isso nos deixa *ansiosos*.

Horas no Dia

Simplesmente não há horas suficientes no dia. Provavelmente você já disse isso. Fico me perguntando quantas horas dos meus dias desperdicei dizendo isso. Temos demandas profissionais, responsabilidades diárias, consultas médicas, vida social, atividades na igreja, saúde espiritual, tempo com a família e listas intermináveis de coisas a serem feitas que exigem mais tempo do que temos para dar.

Acordamos todos os dias com o objetivo de realizar o máximo possível, mas raramente avançamos em nossas listas. Acrescentamos à lista do dia seguinte o que quer que não tenhamos conseguido terminar hoje. E as listas ficam cada vez maiores. Pode parecer que a vida é como caminhar em uma esteira que está indo rápido demais.

A verdade é que a vida se move na mesma velocidade para todos nós. Todos temos 24 horas no dia, 7 dias na semana e 365 dias no ano. *Esse* é o tempo atribuído a mim, a você e até à Beyoncé. Então, qual é o problema? Não é que a *vida* esteja passando muito rápido, mas *nós* é que estamos passando muito rápido pela vida. Estamos simplesmente tentando fazer demais.

Resista a Ficar no Limite

Pense nisso assim. Digamos que amanhã você vai até sua academia e sobe na esteira. Daí, aperta o botão para ligar. A máquina começa automaticamente na velocidade de 8km/h. É uma corridinha leve, então você decide aumentar a velocidade. Mas, ao fazer isso, percebe que só há uma velocidade. Na verdade, todas as esteiras estão programadas para a mesma velocidade. Você pensa: *Eu deveria mudar de academia. Isso aqui não tem nada de desafiador.*

Você está indo a 8km/h, quando é formada uma fila de pessoas pedindo que você carregue coisas para elas conforme faz sua corrida. Sua namorada lhe dá uma *caixa de chocolates*, representando sua *vida amorosa*. Fácil. Você continua correndo com a caixa. Seu chefe aparece e lhe entrega um *computador*, representando seu *trabalho*. Você pensa: *Tudo certo. Consigo dar conta.* Seu pastor vem e lhe entrega uma *Bíblia*, representando seu *crescimento espiritual*. Então, seu colega de quarto lhe dá uma *coleira*, representando o *cachorro que você decidiu pegar* após se formar na faculdade. Depois, outro amigo lhe entrega um *diário de couro personalizado*, representando o *bico* que começou no Etsy. Outra pessoa lhe dá uma garrafa de *Topo Chico*, representando sua *vida social*.

Você continua correndo, agora carregando a caixa de chocolates, o computador, a Bíblia, a coleira, o diário e a garrafa. A corridinha ficou difícil, e você quase deixa cair um ou dois itens, mas ainda pensa: *Tudo sob controle.* Enquanto isso, sua mãe aparece e lhe dá uma *foto em um porta-retratos*, representando sua *família* e como *ela certamente gostaria de vê-lo mais vezes*. Seu médico vem logo após ela e lhe entrega um *haltere*, que representa sua necessidade de se *exercitar regularmente para ficar saudável*. Por fim, seu amigo aparece e lhe dá um *celular*, representando suas *redes sociais*, que, a propósito, não estão nem de longe tão ativas quanto deveriam e não têm muitos seguidores.

Já está se sentindo estressado?

Bem, eis que está chegando alguém da Receita Federal, da TV por assinatura, da internet, do banco, para falar dos financiamentos e do cartão de crédito. Cada um lhe entrega um envelope com um boleto dentro. Ao tentar pegar os envelopes, sua tentativa de fazer malabarismo — sem mencionar o peso insuportável de tudo isso — chega a um ponto-final, e você deixa cair *tudo*.

Qual foi o problema? Não foi o ritmo constante da esteira; foi a quantidade de coisas que você tentou carregar enquanto estava sobre ela. Da mesma forma, nosso problema *não* é o ritmo da vida, que é fixo; nosso problema é a quantidade de coisas que estamos tentando carregar.

Quantidade Certa das Coisas Certas

Reduzir o estresse envolve resistir ao ímpeto de ficar no limite com relação ao seu tempo e restringir as coisas que preenchem sua vida. Quer dizer, não se trata apenas de gastar seu tempo e sua energia com o *número certo* de coisas, mas também com as *coisas certas*.

Do que adianta permanecer correndo na esteira da vida se você deixa escapar o objetivo da vida em si? Claro, você conseguiu equilibrar as aulas de spin três vezes por semana, as inúmeras contas nas redes sociais, um trabalho de tempo integral e o bico em paralelo, e cuidar do seu cachorrinho, mas não conseguiu aumentar seu relacionamento com Deus, nem ter relacionamentos saudáveis e tampouco sentir paz.

A questão não é "Quanto consigo fazer diariamente?", mas *"O que devo fazer diariamente?"* Se você quer uma vida repleta de propósito e paz, em vez de estresse e ansiedade, é necessário aprender a resistir à tentação de fazer tudo.

OQJQQEF

Quando eu era criança, pulseirinhas com as letras OQJF estavam super na moda. Elas significam "O que Jesus faria?" Havia a esperança de que usar a pulseira nos faria pensar sob a seguinte ótica: "Se Jesus estivesse aqui, o que Ele faria?"

Ótima ideia, mas acho que há uma pergunta ainda melhor que os cristãos deveriam fazer: "O que Jesus *quer que eu* faça?" Sim, OQJQQEF. As pulseirinhas não ficariam tão legais, mas essa pergunta nos oferece um filtro melhor.

Por quê? Porque, às vezes, o que Jesus faria não é o que Ele quer que nós façamos.

Por exemplo, digamos que você descobriu que seu colega de trabalho se esqueceu de levar almoço para o trabalho. OQJF? Se Jesus estivesse lá, talvez Ele pegaria o sanduíche de atum que você levou e o transformaria em 20 sanduíches ou em uma daquelas baguetes de 2 metros para alimentar todo mundo do escritório. Ele poderia fazer isso, pois é Deus.

É isso que Ele iria *querer que você* fizesse? Não. Ele iria querer que você desse metade do seu sanduíche ao seu colega.

Quando nos concentramos no que Jesus quer que façamos, isso pode nos ajudar a eliminar as distrações e o estresse. Em vez de fazer uma lista com tudo que precisa fazer hoje, concentre-se nas coisas que *Jesus quer que você faça hoje.* Geralmente é impossível fazer tudo o que queremos. Priorizar o que Deus quer que façamos é sempre possível.

No entanto, e se você não sabe ao certo quais são as prioridades que Deus considera como as mais importantes? Não se preocupe, tenho a solução. Certo dia, alguém pediu que Jesus lhe dissesse qual era o mandamento mais importante da Bíblia. É uma pergunta semelhante à que eu propus: *O que Deus quer que eu faça hoje?* Veja a resposta de Jesus:

> "'Ame o Senhor, o seu Deus de todo o seu coração, de toda a sua alma e de todo o seu entendimento'. Este é o primeiro e maior mandamento. E o segundo é semelhante a ele: 'Ame o seu próximo como a si mesmo.' Desses dois mandamentos dependem toda a Lei e os Profetas." (Mateus 22:37-40)

Amar Deus e as pessoas. Deus quer que você se concentre nisso hoje. Caso sua agenda impeça que faça isso, você não está apenas *no limite,* mas também *em falta.*

Resista a Ficar em Falta

Maria sentou-se aos pés de Jesus, absorvendo cada palavra. Marta ficou na cozinha, picando salsão e servindo limonada. Jesus disse: "Maria escolheu a boa parte" (Lucas 10:42). A expressão *boa parte* faz uma alusão à comida. É quase como se Jesus tivesse dito: "Maria escolheu o filé mignon."

Qual foi a melhor parte que ela recebeu? Foi estar com Jesus, conhecê-lO aprender com Ele e aprofundar seu relacionamento com Ele.

Nós também podemos escolher a melhor parte. Como? Ao escolher passar tempo lendo a Bíblia e falando com Deus em oração. Você pode começar amanhã cedo. Acorde e passe vinte minutos com Ele. Se não sabe por onde começar, leia um capítulo de um dos quatro evangelhos. Escreva uma coisa que se destacou para você. Depois, ore, dizendo a Deus o que está lhe deixando ansioso, e peça ajuda a Ele.

Se isso parece muito, comece com cinco minutos.

Amar a Deus se resume a isso? Não, claro que não.

Mas começar lendo a Bíblia e orando é uma ótima maneira de se conectar com Deus e de se preparar para um dia de *O que Jesus quer que eu faça?*

Resista a Confiar em Si Mesmo

Quer ouvir algo doido? Sabe aquele milagre famoso no qual Jesus pegou 2 peixes e alguns pães da lancheira de uma criança e alimentou umas 5 mil pessoas? Esse milagre ocorreu bem no capítulo anterior, antes de Jesus ir à casa de Marta.

Pense nisso! Aposto que Marta queria estar ouvindo Jesus. Mas ela simplesmente sentiu que não poderia. Por quê? Porque ela tinha 13 visitantes em sua casa, incluindo *o Filho de Deus*, e tinha que dar um jeito de alimentá-los.

E se, em vez de surtar sobre tudo o que tinha de ser feito, Marta fosse a Jesus e dissesse a Ele exatamente o que estava sentindo? "Jesus, estou preocupada com a comida. Não quero ser assim, mas não tenho o suficiente aqui para todos vocês comerem. Honestamente, fiquei sobrecarregada pela ansiedade. Mas sei que uma semana atrás Você pegou um pouco de pão e peixe e alimentou 5 mil pessoas. Então, sabe, tenho certeza de que pode resolver toda essa situação com a comida. Estou escolhendo confiar em Você quanto a esse problema, em vez de ficar estressada com ele."

Aquele dia poderia ter sido totalmente diferente para Marta. Em vez de confiar em sua habilidade para alimentar Jesus, ela poderia ter confiado na habilidade de Jesus para alimentá-la.

Infelizmente, isso não aconteceu. A autoconfiança de Marta a manteve trabalhando e se preocupando. Ela estava ocupada demais para um passar tempo com Jesus. Sua correria a levou para longe não apenas dEle, mas também da paz.

Sua vida pode ser completamente diferente. Jesus se importa com você, não quer que você fique ansioso e o convida a ir a Ele em busca de ajuda. Em vez de confiar em sua habilidade e de fazer tudo que consegue, confie na habilidade de Jesus e faça o que Ele quer que você faça.

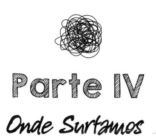

Parte IV
Onde Surtamos

Restaurando Carrinhos de Golfe

Ansiedade Romântica

Tenho um hobby pouco convencional relacionado a carrinhos de golfe. Não é sair dirigindo-os por aí como um louco, caso tenha pensado nisso, tampouco fazê-los rolar colina abaixo, como algumas pessoas fazem com as vacas no *"cow tipping"*. Meu hobby é *restaurá-los* — como Chip Gaines no programa *Do Velho ao Novo*. Em vez de casas, transformo carrinhos de golfe. Sempre estou de olho no Craigslist, no Facebook Marketplace e nos aplicativos de revenda. Encontro um carrinho de golfe para comprar, faço a restauração e vendo-o para ganhar um dinheiro. (Meu objetivo principal é *não perder* dinheiro.)

Recentemente, encontrei uma oportunidade a cerca de uma hora de Dallas. Felizmente, Kevin, o vendedor, aceitou minha oferta, então aluguei um caminhão e fui buscar o carrinho de golfe. Quando estacionei em frente à casa, conheci o dono do carrinho. Ele vivia em um bairro fascinante: uma comunidade fechada com 12 casas, cada uma com um terreno de 20 mil metros quadrados. Sabe qual era a funcionalidade mais legal? A pista de terra, onde aviões pequenos podiam pousar no meio da comunidade.

A propriedade gigantesca de Kevin estava claramente roubando toda minha atenção, visto que meus olhos ficavam se desviando para o lago atrás dele. Perguntei se pescava, e ele respondeu: "Sim, mas não há

114 • RESTAURANDO CARRINHOS DE GOLFE

peixes lá ainda. Acabei de cavar o lago." Pensei: *O quê????? Quem cava seu próprio lago?* Esse cara era a definição do He-Man!

À medida que inspecionava seu carrinho de golfe, percebi que parte do metal havia se corroído. Mostrei a ele, esperando que talvez diminuísse uns US$200 do preço. Mas não foi o que fez. Em vez disso, respondeu: "Vamos levá-lo ao galpão e eu vou consertar." Poucos minutos depois, estávamos dentro de um galpão grande, onde Kevin pegou sua máscara e começou a soldar uma nova estrutura de metal no carrinho. E disse: "Tenho uma máquina de solda para projetos divertidos." Fiquei imaginando: *Quem tem uma máquina de solda por diversão?* Kevin, é claro, o He-Man!

Ele consertou o carrinho, eu paguei por ele e comecei a colocá-lo no caminhão. Porém, estava com um problema. A porta da carroceria não se fechava. Era pequena demais para o carrinho. Fiquei frustrado. Tinha alugado um caminhão, dirigido por uma hora e passado os últimos sessenta minutos observando o He-Man soldar metal. Agora eu não conseguia levar o carrinho de golfe comigo. *É sério isso?*

Kevin percebeu meu problema e disse: "Não se preocupe, você pode amarrar o carrinho na carroceria e vai dar certo." Ele pegou uma corda em seu galpão e me entregou. *Perfeito*, pensei.

Percebi então que não estava seguro de que sabia fazer um nó que ficaria firme. Nunca fui escoteiro, então o único nó com o qual estava familiarizado era o que usava para amarrar meus cadarços. Sabia que não conseguiria fazer aquilo.

Tentei passar a impressão de que estava tranquilo e perguntei a Kevin: "Então, que tipo de nó você faria aqui?" Ele respondeu: "Um lais de guia." Eu deveria saber que o He-Man era especialista em nós e que conheceria qual seria o melhor nessa situação.

Infelizmente, eu não fazia ideia de qual nó era o lais de guia ou como fazer um. Comecei um debate interno sobre se deveria pedir ajuda ou apenas amarrar algo que, esperançosamente, não soltaria. Pedir ajuda talvez levasse Kevin a perceber que eu não era nem metade do homem que ele era (tudo bem, eu não era nem 10% do homem que ele era), mas, se eu desse um nó mixuruca, meu carrinho de golf sairia voando do caminhão a 110km/h na rodovia. Havia muito em jogo.

Permita-me tirar um minuto para explicar por que estou compartilhando essa história.

Há uma expressão comum na língua inglesa usada quando duas pessoas se casam: "dar o nó" [*tie the knot*, em inglês]. Em geral, as coisas se sucedem assim: você conhece a outra pessoa, investiga tudo sobre ela nas redes sociais, como se fosse um perito criminal investigando uma cena de crime, vocês começam a namorar e se casam (também conhecido como "dar o nó").

Tragicamente, algo entre 40% e 50% dos casamentos acabam em divórcio.[1] Duas pessoas que se apaixonaram e juraram "até que a morte nos separe" perante Deus e amigos assinam posteriormente os papéis do divórcio que declaram: "Não quero mais você em minha vida." O nó não dura. Trágico, pois o divórcio é sempre doloroso. Talvez você já tenha passado por isso, ou seus pais se divorciaram, e conhece a dor. O divórcio despedaça duas vidas. Há mágoas, raiva e culpa. É preciso decidir quem ficará com os móveis, o cachorro, os amigos, a igreja. Tem que começar tudo de novo e imaginar um futuro totalmente diferente. E, ainda, há todos os tipos de outras pessoas que são danos colaterais dessa explosão relacional.

Como isso foi acontecer? Claramente, havia algo errado com o nó que escolheram ou como o fizeram.

Dando um Nó que Dura

Surtar sobre casar-se com a pessoa errada e acabar se divorciando ou ficar solteiro para sempre é uma preocupação difundida entre as pessoas.[2] (E entendo isso — casar-se é uma decisão importante e deveria ser um comprometimento vitalício.) Por causa desses medos, os jovens adultos atualmente esperam até mais tarde na vida para se casarem e, em geral, vivem juntos antes do casamento, na esperança de minimizar as chances de divórcio. Infelizmente, essa *não* é uma solução ao problema, e pode até aumentar as chances de que sua vida amorosa se transforme em uma tragédia romântica.[3]

Visto que o namoro é uma invenção relativamente recente, a Bíblia não fala sobre ele diretamente — assim como não fala sobre Instagram, aviões, televisão, torradas com abacate ou sobre qualquer outra coisa que não existia há 2 mil anos.

116 • RESTAURANDO CARRINHOS DE GOLFE

Mas ela tem muito a dizer sobre casamento, romance e tomada de decisão, que estão relacionados com o namoro. Por meio desses ensinamentos, Deus quer nos mostrar como darmos um nó que durará. Jesus diz o seguinte sobre o casamento:

> O homem deixará pai e mãe e se unirá à sua mulher, e os dois se tornarão uma só carne. Assim, eles já não são dois, mas sim uma só carne. Portanto, o que Deus uniu, ninguém o separe. (Marcos 10:7-9)

Ele diz que Deus quer dar um nó tão forte em seu casamento que ninguém poderá desfazê-lo. Como veremos, tudo se trata de *quando* você dá o nó, do *tipo* de nó que você faz e da *pessoa* com a qual se amarra.

O Tempo Certo

O namoro existe aproximadamente pelo mesmo período que o automóvel, considerando que ambos foram inventados nos últimos 150 anos.[4] (Gosto de imaginar algum cientista no início da década de 1990, trabalhando no laboratório com um monte de tubos de ensaio e bicos de Bunsen, gritando para seu assistente: "Eureca! Consegui! Inventei... o namoro!" Seu assistente fica impressionado e pergunta: "Professor, o que isso significará para as gerações futuras?" O cientista olha para longe e, por fim, afirma: "Não sei ao certo, mas prevejo que permitirá que a cultura seja moldada por algo chamado *The Bachelor*.")

Quando pensamos nisso, o namoro e os automóveis têm diversas coisas em comum. Uma é que ambos oferecem riscos significativos caso sejam tratados de forma imprudente. Mais de 38 mil pessoas morrem por ano em acidentes de carro nos EUA.[5] Da mesma forma, poucas coisas são mais dolorosas para os jovens adultos do que sofrer uma "colisão" em sua vida romântica.

No entanto, diferentemente de dirigir, atividade para a qual é necessário ter 18 anos e fazer autoescola, para namorar não é preciso ter uma idade certa nem fazer um curso preparatório.

Quer saber se está pronto para enfrentar os caminhos livres do romance? Talvez você não queira, mas direi assim mesmo. *Você está pronto para namorar se estiver pronto para casar.* Você não deve namorar se não está aberto ao casamento, mesmo se o motivo pelo qual não esteja pronto seja a faculdade, seu trabalho, sua família ou sua fé. Caso o casamento não seja uma opção, o namoro tampouco deve ser.

Espere. Antes que decida usar meu nome como um palavrão e jogar este livro fora (ou usá-lo para fazer uma fogueira), permita-me explicar.

O motivo é por causa de outra coisa que namorar e dirigir um carro têm em comum. Ambos existem para levá-lo a algum lugar. O propósito de um carro é movimentar você de onde está para um destino diferente. O propósito do namoro é levar você a um destino chamado casamento. Caso não esteja pronto para casar, está usando o namoro pelo propósito errado, o que só colocará corações e emoções em risco.

Em Provérbios 4:23, Salomão — que escreveu Eclesiastes, Cântico dos Cânticos e a maior parte de Provérbios — disse:

> Acima de tudo, guarde o seu coração,
>   pois dele depende toda sua vida.

Guarde seu coração. Se você está namorando casualmente sem ter o casamento em vista, *não* está protegendo seu coração; está confundindo-o. O namoro deve ser um caminho rumo à promessa de uma busca vitalícia.

Não comece a jornada até que esteja pronto.

O Nó Certo

O primeiro passo ao dar qualquer nó é decidir que tipo de nó usará. O lais de guia era a solução para manter meu carrinho de golfe seguro.

Em termos de casamento, há um tipo de nó que você deve dar: uma aliança. *Aliança* significa um compromisso incondicional entre duas partes que termina apenas quando uma delas morre. Biblicamente, isso é um casamento. Em Romanos 7:2, Paulo diz:

> A mulher casada está ligada a seu marido enquanto ele estiver vivo; mas, se o marido morrer, ela estará livre da lei do casamento.

O propósito de Deus para o casamento é que seja um compromisso vitalício entre um homem e uma mulher. Se você está namorando alguém, esteja certo de que ambos vejam isso da mesma forma. Vocês dois consideram o casamento uma aliança para a vida toda?

Muitas vezes, os casamentos são formados como um contrato, e não como uma aliança. Um contrato é uma concordância condicional que as partes podem encerrar a qualquer momento. É como o relacionamento que você tem com sua operadora de celular ou com a Netflix. Se, por exemplo, a Tim está oferecendo um preço melhor ou se a Claro deixa de fornecer um bom serviço, o contrato é quebrado e você vai embora.

Embora a maioria das pessoas ainda inclua termos em seus votos de casamento como "na saúde ou na doença" e "até que a morte nos separe", a taxa de divórcios revela que claramente não é o que querem dizer. Muitas querem dizer "até que você me traia" ou "até que você engorde" ou "enquanto minhas necessidades forem satisfeitas". Antes de se casar, esteja certo de que ambos saibam que tipo de nó estão dando: uma aliança ou um contrato. Se um de vocês acha que é um contrato, ambos precisam saber disso e concordar com os termos exatos.

Permita-me ser claro: não recomendo um contrato quando o assunto é casamento. Como mencionei, a intenção de Deus é a de que seja uma aliança vitalícia.

A Pessoa Certa

Talvez o aspecto mais assustador e causador de ansiedade sobre o casamento seja a busca pela "pessoa certa". Como saber quando encontramos "a pessoa certa"? Dizem por aí: "Quando você sabe, você sabe." Nunca achei isso útil (ou baseado nas Escrituras). Isso faz parecer que nos deparamos com tal "pessoa certa", que isso fica imediatamente óbvio e que nunca hesitamos. Descobri que isso não é verdade para a maioria das pessoas, e a ideia causa ansiedade para muitas. *Quando você sabe, você sabe? E se eu não souber que sei? E se não sei, isso quer dizer que a pessoa não é a certa?*

Assim, "quando você não sabe", como pode saber que encontrou a pessoa com a qual deve se casar?

Pronto?

Não dá para saber.

Mas, mas, mas... David. Preciso saber. Sinto muito, não é possível.

Mas, veja, David, minha vó me disse que sabia e que posso saber. Não, não pode.

Tá, mas olha só, digo, David, algumas pessoas sabem, não? Não. Você não pode.

Não dá para *saber quando você sabe* que essa é a pessoa com quem deve se casar, mas pode saber se encontrou alguém com quem vale a pena considerar se casar.

Caso ache que sou louco, continue lendo mais um pouco. Contrária à crença popular, a Bíblia não diz para buscarmos "a pessoa certa", tampouco que exista tal coisa como uma "pessoa certa". Mas ela diz para procurarmos "alguém" que tenha qualidades bíblicas específicas de caráter:

- Fé e compromisso com Jesus como seu primeiro amor.[6]
- Caráter semelhante ao de Cristo.[7]
- Apoio de seus outros amigos cristãos.[8]
- Uma perspectiva bíblica do casamento como uma aliança.[9]
- Ser saudável espiritual e emocionalmente.[10]
- Desejo de se casar.[11]

Se você e a pessoa com quem está namorando tenham essas qualidades, então você tem um candidato potencial para o casamento. Caso contrário, não.

E Se Houver Alguém Melhor por Aí?

Talvez você ache que estou simplificando muito a questão. Pode ser que esteja se perguntando: *E se eu escolher "essa pessoa" e houver outra por aí que seja ainda melhor para mim?* Pergunta válida. De fato, esse é geralmente o principal questionamento responsável por causar apreensão em uma ou nas duas pessoas do relacionamento, namorando sem um objetivo em vista, passando noites em claro e surtando com o modo turbo ligado.

Então, há alguém por aí que seja mais compatível, mais complementar e mais parecido com você?

Meu palpite é o de que sim, há.

Ou pelo menos diria que *há uma boa chance de que haja.*

Afinal, há mais de *7,5 bilhões de pessoas* no planeta.[12] Não sou matemático, mas isso é... *muita gente.* Provavelmente há "alguém" que compartilhe com você dos mesmos hobbies, preferências de filmes, times de esportes, gosto por móveis e homus, e assim por diante. Então, talvez, de algumas formas, esse alguém seria um "match melhor" (seja lá o que isso signifique).

Mas, contrário aos algoritmos dos sites de namoro, encontrar o "melhor match possível" *não* é o objetivo. O objetivo é encontrar alguém que tenha aquilo que Deus nos diz para procurarmos em um cônjuge. Na verdade, encontrar o melhor match não é só desnecessário, mas também impossível. Digo, é *literalmente impossível.* Você não conseguiria fazer isso mesmo se quisesse.

Por que não? Para sabermos qual é a melhor opção, precisamos conhecer *todas* as opções. Se estou fazendo compras no mercado e quero comprar a melhor maçã disponível, como posso saber que a encontrei? Apenas após ter observado todas as maçãs saberei que encontrei a melhor.

O mesmo se dá com o namoro. Para saber que encontrou a melhor pessoa para você, é necessário examinar todas as opções potenciais disponíveis. Isso significa que teria de avaliar milhões (ou talvez até bilhões) de pessoas, o que exigiria mais tempo do que você tem restando de vida.

Fazer encontros rápidos [os *speed dating*] de apenas 5 minutos com todos os adultos solteiros do sexo oposto que tenham entre 18 e 34 anos, que compartilhem de sua fé cristã e que vivam nos EUA levaria, pelo menos, as próximas 3 décadas da sua vida.[13] (Talvez eu *seja* um matemático!)

Encontrar a melhor pessoa para você é literalmente impossível, mas encontrar alguém com as qualidades que Deus diz ser as melhores *é possível.*

Para Quem Você Foi Feito

Na minha garagem há uma pilha de luvas de trabalho, que incluem as mãos direitas e esquerdas. Quando chega a hora de trabalhar no jardim, pego uma de cada tipo e vou para fora.

Contanto que o par consista em uma luva da mão direita e uma da esquerda, na verdade não importa qual eu escolha. As luvas não foram feitas especificamente uma para a outra, mas para um propósito: ser usadas como luvas, e não como bonés ou meias. Sei disso, pois foram criadas à imagem de uma mão. Seu propósito está entrelaçado a como foram feitas. Se uma única luva tem um par ou não, isso não a impede de cumprir seu propósito.

Similarmente, cumprir o propósito da sua vida não exige que encontre seu "par". Assim como a luva foi feita à imagem de uma mão, você foi feito à imagem de Deus. Seu propósito está em viver diretamente relacionado com Ele e servi-lO, não importa se isso acontecer com outra pessoa feita à Sua imagem.

Da mesma forma que as luvas esquerdas naquela pilha podem formar par com as direitas, você também pode fazer dar certo com praticamente qualquer pessoa do sexo oposto. Desde que a pessoa compartilhe do seu compromisso com Jesus como Senhor e o primeiro amor de sua vida, todas as outras coisas são bastante negociáveis.

Quando a Ansiedade É Boa

O propósito deste livro é ajudá-lo a não surtar com o pânico e a ansiedade ou a não ser dominado por eles. Mas, de fato, há momentos em que ter ansiedade com relação ao amor e ao romance pode ser benéfico.

Caso esteja namorando alguém que não compartilhe da sua fé ou que não tenha as qualidades de caráter que Deus nos diz para buscarmos em um cônjuge, seus sentimentos de ansiedade podem ser a forma divina de soar um alarme: *Não vá em frente com essa pessoa. Saia do relacionamento agora!*

Caso estejam dormindo ou vivendo juntos, seus momentos de pânico com relação ao relacionamento podem estar vindo do fato de estar engajado em um comportamento que você sabe ser errado. Lá no fundo você sabe que o que está fazendo é pecado. Não é de se admirar que esteja surtando!

Entrar em um casamento com esse tipo de fundamento *deveria* deixá-lo ansioso. É seu coração lhe gritando: *Não construa um casamento assim!* Caso esteja nessa situação, vocês dois precisam parar, confessar-se e arrepender-se juntos. É a melhor chance, e talvez a única, de construir o casamento futuro que você quer.

Outra possível fonte de ansiedade pode estar relacionada com alertas vermelhos que vê na outra pessoa. Tais alertas podem deixá-lo preocupado com o fato de se a pessoa será um cônjuge amoroso ou um pai cuidadoso. Caso suas preocupações estejam relacionadas com o caráter da outra pessoa, sua ansiedade pode ser um presente lhe dizendo para não seguir adiante.

E Se Eu Nunca me Casar?

A pergunta "E se eu nunca me casar?" é outra fonte imensa de ansiedade para muitos. Ler a frase anterior pode fazê-lo pensar que passará o resto da sua vida sozinho, sem um cônjuge, cercado por uma dezena de gatos, o que é suficiente para deixá-lo doente e querer atualizar seu perfil no site de namoros. Entendo.

Eis a verdade: talvez você nunca se case. Estatisticamente, porém, as chances estão a seu favor. Nos EUA, 85% das pessoas se casam até os 40 anos,[14] e 90%, até os 50 anos.[15] Assim, embora seja possível que não se case, é bastante improvável.

Em vez de viver com medo, pode escolher confiar em Deus quanto ao futuro que Ele tem para você e fazer algo que aumente suas chances de se casar (e continuar casado). "Qual é o segredo?", você pergunta.

Faça sua parte para ser o cônjuge que a pessoa com quem espera se casar esteja procurando. Ou, como o autor e pastor Andy Stanley coloca, torne-se a pessoa que a pessoa que você está buscando esteja buscando.[16] Em vez de se preocupar improdutivamente sobre se vai se casar com uma pessoa devota *algum dia*, pode se concentrar em se tornar uma pessoa devota *hoje*. Afinal, alguém devoto estará buscando outro alguém devoto para se casar. Não alguém perfeito, mas devoto. Hoje, procure...

- tornar-se um homem ou uma mulher de caráter;
- aumentar sua fé e seu conhecimento bíblico;

- buscar a pureza sexual em seus relacionamentos e em suas ações;
- resolver suas dívidas e não aumentá-las;
- curar-se de dores passadas;
- servir em um ministério ou em uma igreja local.

Está se tornando o tipo de pessoa que a pessoa com quem espera se casar está procurando? Caso não esteja, comece hoje. Se já *está* se tornando essa pessoa, continue assim!

Entregue

Você se lembra do carrinho de golfe que eu estava tentando descobrir como amarrar na carroceria? Após ficar olhando a corda e o caminhão, eu sabia que precisava pedir a ajuda de Kevin. Então, entreguei a ele meu distintivo de homem e perguntei se poderia dar o nó para prender o carrinho e protegê-lo da destruição. Ele fez isso, e fui embora. Cheguei em casa e, adivinhe? O nó aguentou.

Entendi que, se eu não desse um nó forte, poderia ter consequências e danos. Não valia a pena arriscar quando eu sabia que alguém poderia fazer um nó que duraria. Eu precisava colocar a corda nas mãos *dele*, e não nas minhas.

E, assim como o nó para meu carrinho de golfe, quando se trata de dar um nó que durará no casamento, você tem um escolha. Entregará sua vida romântica, seu futuro casamento, seus namoros e o fato de ser solteiro nas mãos de Deus? Permitirá que Ele dê um nó duradouro? Ou arriscará fazer isso você mesmo? Caso faça isso sem a ajuda de Deus, pode esperar ficar ansioso. Por quê? Porque há muito mais em jogo do que um carrinho de golfe: um casamento.

12
A Família Real
Ansiedade Profissional

Tenho que admitir que sinto inveja da família real. Veja, sei que o que estou prestes a dizer é um eufemismo extremo do que significa ser real, mas apenas leia. Não, minha inveja não é pelo fato de que eles podem viver em palácios luxuosos. Não é porque tenham chefs particulares que preparam refeições incríveis. Não é porque podem viajar para países lindos. Tampouco porque são ricos.

Bem, agora que estou pensando nessas coisas, acho que fiquei com um pouquinho de inveja disso também.

Mas o verdadeiro motivo pelo qual invejo a família real é que seus membros nunca têm ansiedade profissional. Quando estão crescendo, sabem exatamente qual será sua carreira futura: membro da família real — bem, se escolherem permanecer reais, de qualquer modo.

Pode apostar, essa é uma carreira incomum, e tenho certeza de que tem suas desvantagens. Muito tempo atrás, acho que o rei da Inglaterra costumava fazer leis e liderar o exército na guerra, mas isso acabou. Hoje, a família real não tem um papel oficial no governo, sustentando posições que são apenas simbólicas.[1] Basicamente, são como mascotes do Reino Unido.

É um trabalho esquisito, porém, é mais estranho ainda o fato de que você não o escolhe; ele escolhe você. O príncipe George, a princesa

Charlotte e o príncipe Louis — também conhecidos como os filhos reais do príncipe William e da princesa Kate — nunca terão que se perguntar: *O que vou ser quando crescer?* Eles sabem exatamente o que farão: servirão como membros da família real. Na verdade, permita--me reconstruir essa oração: *relaxarão* como membros da família real. Lista de afazeres para hoje: dormir até mais tarde; comparecer em um banquete incrível; comer comida incrível; acenar para os paparazzi ao sair do banquete incrível e entrar na limusine incrível; tomar chá; ir dormir. A lista de amanhã? A mesma. Isso não seria demais? Sei que é um eufemismo e que não estou considerando os desafios que os "reais" enfrentam — como os paparazzi incansáveis e ter que abrir mão da liberdade individual.

Porém, o que quero dizer é que eles têm todo o futuro já estabelecido.

Infelizmente, não temos esse luxo.

Somos forçados a encontrar uma resposta à pergunta: "O que devo fazer da minha vida?" É mais do tipo: "Ah!!! O que devo fazer da minha vida?!?!"

O caminho mais comum percorrido após o ensino médio é passar 4 ou 5 anos na faculdade e depois começar uma carreira específica. Tipicamente, os últimos anos no colégio é quando os alunos começam a sondar as faculdades e decidem o que querem estudar. Isso significa que, aos 18 anos, antes que o córtex pré-frontal do seu cérebro esteja totalmente formado,[2] você deve escolher o que fará pelo resto de sua vida. *O quê??? Quem achou que isso é uma boa ideia?*

Adivinha o que isso causa? Sim, ansiedade.

A incerteza sobre o trabalho é uma fonte imensa de ansiedade antes, durante e após a faculdade. É compreensível, pois é algo muito importante. Você dá um tiro no escuro ao escolher uma carreira e, depois, passa a maior parte das horas em que está acordado no trabalho do que em qualquer outro lugar no planeta.

Portanto, seria possível ter paz ao saber que você está exatamente onde Deus quer que esteja?

Siga Sua Paixão?

"O que faço da minha vida?" A sociedade oferece uma solução simples: "Siga sua paixão." Talvez você até já tenha ouvido alguém dizer:

"Descubra o que ama fazer e nunca trabalhará um dia na vida" (que é uma frase perfeita para a xícara de café que tem no trabalho que odeia).

Veja algo interessante: a frase "Siga sua paixão" praticamente não existia há apenas algumas décadas. Não a encontramos nos livros antes de 1980. Mas, próximo a 1990, ela apareceu cerca de 1,5 milhão de vezes, e em meados da década de 2000, foi usada mais de 21 milhões de vezes nos livros impressos em inglês.[3] O que aconteceu? Será que as pessoas de 1980 simplesmente não tinham paixões?

Vivemos no pós-1980 e, aparentemente, devemos seguir nossas paixões. Para tanto, precisamos *conhecer* nossas paixões. Como fazer isso?

Ouvi algumas sugestões:

- O trabalho não esgota você; ele o energiza.
- O trabalho vem naturalmente até você.
- Algo em seu coração lhe diz que isso é o que nasceu para fazer.

As pessoas dizem que, se o trabalho o esgota, se o desafia demais, se contém conflitos, se não o realiza, se exige muito esforço ou se o deixa com o sentimento de que há algo melhor em outro lugar, você não está seguindo sua paixão.

Mas toda essa linha de raciocínio tem alguns problemas sérios.

Para começar, talvez seja como caçar fantasmas. Os fantasmas não existem, e tenho certeza de que um trabalho que não parece trabalho, que exige pouco esforço, que paga bem e que o deixa realizado tampouco existe. Buscá-lo é uma perda de tempo. Sua busca nunca acabará, e o deixará irrequieto e ansioso perpetuamente.

Seguir sua paixão não é apenas como caçar fantasmas; é também como caçar gansos selvagens. Por quê? Sua paixão muda com a idade, com novas experiências e com o tempo. Talvez esteja apaixonado por algo hoje pelo qual não estará daqui a dez anos. Em épocas diferentes, já fui apaixonado por esportes, comida e musculação. Será que deveria ser atleta profissional? Crítico gastronômico? Instrutor de ioga? Devo mudar de carreira sempre que encontrar uma nova paixão?

128 • A FAMÍLIA REAL

"Siga sua paixão" é um conselho falho. Tampouco é bíblico. A Bíblia nos diz para não seguirmos nossas paixões, mas para crucificá-las. Paulo escreveu:

> Os que pertencem a Cristo Jesus crucificaram a carne, com as suas paixões e os seus desejos. (Gálatas 5:24)

Talvez você seja tentado a dizer: "Pega leve, Paulo. Você está claramente estressado. Pode ser porque não goste do seu trabalho. Se tivesse escutado seu coração, talvez esse não seria o caso."

Não, Paulo não seguiu suas emoções quando escreveu isso; ele estava expressando uma verdade presente no âmago do que significa ser cristão. Nós acreditamos na Bíblia quando ela diz que é perigoso escutarmos ao nosso coração (veja Jeremias 17:9). Nós decidimos não seguir nosso coração, mas seguir Jesus.

Certo, David, mas então, como vou saber qual T-R-A-B-A-L-H-O terei? Felizmente, a Bíblia nos diz especificamente qual é a vontade de Deus com relação à carreira. Boas novas: não precisamos ficar ansiosos por estarmos no trabalho errado.

Trabalho Árduo

Talvez seja uma surpresa para você que Deus nos deu o trabalho como um presente:

> O Senhor Deus colocou o homem no jardim do Éden para cuidar dele e cultivá-lo. (Gênesis 2:15)

Deus criou o paraíso para Adão e Eva, colocou-os no jardim e deu-lhes (e para toda a humanidade) trabalho a fazer. Deus instituiu o trabalho antes do pecado entrar no mundo, o que significa que o trabalho é algo *bom*. O trabalho é um presente e é onde usamos nossos dons para melhorar o mundo. Essa foi a instrução original que Deus deu à humanidade: servir ao mundo ao nosso redor e cuidar dele.

Infelizmente, após cerca de cinco minutos no paraíso, Adão e Eva desobedeceram a Deus, e o pecado entrou no mundo. Como consequência, o trabalho mudou para sempre. Deus disse a Adão:

> Visto que você deu ouvidos à sua mulher e comeu
> do fruto da árvore da qual eu lhe ordenara que
> não comesse,
> maldita é a terra por sua causa; com sofrimento você
> se alimentará dela todos os dias da sua vida.
> Ela lhe dará espinhos e ervas daninhas, e você terá
> que alimentar-se das plantas do campo.
> Com o suor do seu rosto você comerá o seu pão,
> até que volte à terra, visto que dela foi tirado.
> (Gênesis 3:17-19)

Desde esse dia, o trabalho tem sido difícil e desafiador. Então, não importa o trabalho que escolha, será difícil. *Oba!!! Maravilha!!!*

Quando as pessoas enfrentam dificuldades no trabalho, elas presumem que estão na carreira errada. Não necessariamente. O trabalho é árduo. Não é possível escaparmos dessa realidade. Aceitá-la nos ajudará a permanecer calmos e a não surtar sobre onde Deus nos coloca na vida.

Trabalho: Uma Introdução

O trabalho é difícil, mas ele também nos oferece oportunidades incríveis. Aprendemos na Bíblia que ele nos permite sustentarmos…

… a nós mesmos:

> Quando ainda estávamos com vocês, nós lhes ordenamos isto: se alguém não quiser trabalhar, também não coma. Pois ouvimos que alguns de vocês estão ociosos; não trabalham, mas andam se intrometendo na vida alheia. A tais pessoas ordenamos e exortamos no Senhor Jesus Cristo que trabalhem tranquilamente e comam o seu próprio pão. (2 Tessalonicenses 3:10-12)

…. nossa família:

> Se alguém não cuida de seus parentes, e especialmente dos de sua própria família, negou a fé e é pior que um descrente. (1 Timóteo 5:8)

... outros em necessidade:

> O que furtava não furte mais; antes trabalhe, fazendo algo de útil com as mãos, para que tenha o que repartir com quem estiver em necessidade. (Efésios 4:28)

Caso seu trabalho atual não lhe permita sustentar a si mesmo, sua família e as necessidades dos outros, talvez esteja no trabalho errado (ou pode ser que seu problema seja gastar demais, vivendo de forma incompatível com sua renda). (Sejamos verdadeiros: sei que a maioria de vocês lendo este livro não precisa de outro par de sapatos... ou do vanilla latte machiato que está tomando!)

A Bíblia também diz que o trabalho é uma oportunidade de *promovermos* nossa fé em Cristo. Por meio de nossas palavras, ações e da ética profissional, podemos ser "a luz do mundo" (Mateus 5:14–16). O trabalho nos dá oportunidades de "tornarmos atraentes, em tudo, o ensino de Deus, nosso Salvador" (Tito 2:10). Quando começarmos a experienciar a promoção de Jesus em nosso trabalho, perceberemos que receber uma promoção no trabalho será secundário.

Quando digo "promover", talvez você ache que pareça papo de vendedor. Promover algo é basicamente fomentar uma causa. Lembra-se do berço Moisés que mencionei termos recebido para nosso primeiro bebê? Mudou nossas vidas! Você acha que contei sobre isso para todos? Será que "promovi" isso para todos meus amigos que tinham dificuldades com bebês insones? Sim! É isso o que quero dizer com "promover". Chamamos a atenção para o que amamos ou — quando é Jesus — Àquele que nos ama.

Seja você professor, contador, investidor, corretor, analista de dados, atleta profissional, caixa de supermercado, segurança, assistente administrativo, CEO ou proctologista de pelicanos, o trabalho é uma oportunidade de *sustentar* e *promover*. Se não consegue fazer ambos, algo está errado. O problema pode ser onde você trabalha, ou talvez *como* você trabalha. Meu estímulo: pare de surtar sobre se tem o trabalho certo e comece a descobrir como pode promover Jesus lá. Abra mão do estresse quanto a ser promovido ou notado no trabalho e perceba que isso não se trata de *você*; seu trabalho é o lugar onde você aponta as pessoas para Deus.

Se você decidisse que seu trabalho não é sobre você e que seu principal propósito é passar uma ótima impressão de Jesus por lá, isso não reduziria sua ansiedade profissional?

Conheça o Chefe

Alguma vez já teve um chefe para o qual não queria trabalhar? Eu também! Isso nos desmotiva e estressa. A solução é entender que seu chefe não é seu chefe. Confira o que Paulo escreveu para uma igreja repleta de novos cristãos que tentavam descobrir como viver por Jesus:

> Tudo o que fizerem, façam de todo o coração, como para o Senhor, e não para os homens, sabendo que receberão do Senhor a recompensa da herança. É a Cristo, o Senhor, que vocês estão servindo. (Colossenses 3:23 e 24)

Não importa qual seja seu trabalho ou quem seja seu chefe, você trabalha de todo seu coração, pois está trabalhando para Jesus. Talvez seu salário não seja incrível, mas um dia Deus estará entregando bônus eternos àqueles que O serviram bem.

Então, espera, David, está dizendo que não importa onde eu trabalhe? Não, é claro que importa. Mas *como* você trabalha importa para Deus muito mais do que *onde* trabalha.

Independentemente de você se tornar um barista ou um banqueiro, isso não é tão importante quanto o tipo de barista ou de banqueiro que você é. Em ambos os casos, Deus ordena que você coloque seu coração em cada café que fizer ou em cada conta que gerenciar, como se fosse para o próprio Jesus.

Não seria incrível parar de se preocupar com seu trabalho e começar a estar em paz com a realidade de que Deus pode usá-lo, não importa onde trabalhe?

Decidindo Sua Carreira

Martinho Lutero foi um famoso professor cristão que lançou a Reforma Protestante. Certa vez, um homem perguntou-lhe qual carreira deveria seguir, agora que se tornara cristão.

Lutero perguntou: "O que você faz agora?"

132 • A FAMÍLIA REAL

Ele respondeu: "Sou sapateiro. Faço sapatos."

A resposta de Lutero pegou o homem de surpresa. Ele disse: "Faça um bom sapato e venda-o por um preço justo."[4]

Aquele homem não precisava parar de fazer sapatos ou começar a colocar cruzinhas para mostrar que era cristão. Lutero lhe disse para fazer sapatos excelentes e para não tirar vantagem das pessoas. A essência da mensagem é a mesma para você e para mim: onde quer que Deus o tenha colocado, trabalhe com todo seu coração.

Não perca de vista seu propósito hoje ao ficar ansioso tentando encontrar o trabalho perfeito amanhã. Você tem muita liberdade com relação a escolher uma carreira. As chances de que trabalhará na carreira errada não são tão grandes quanto as de que trabalhará da forma errada.

Eu sei. Você está pensando: *Tenho certeza de que isso é verdade, mas ainda preciso escolher minha carreira!* Entendo. Permita-me oferecer algumas perguntas para que avalie possíveis carreiras ou uma mudança de emprego.

E se Eu Escolher a Carreira Errada?

Como pastor de um ministério de jovens adultos, já recebi muitos jovens de 19 anos me perguntando: "E se eu escolher a carreira errada?" Conto a eles as boas novas — que embora possam ter a impressão, *não* estão decidindo suas vidas inteiras.

Sua formação acadêmica pode definir o que fará profissionalmente, talvez por pouco tempo, ou talvez nunca. Então, alivie suas preocupações. Há de fato boas chances de que *não* acabará fazendo aquilo para o que estudou. Em alguns anos, talvez nem trabalhe no mesmo campo profissional que começou. Estatisticamente, apenas 27% dos universitários formados trabalham em empregos estreitamente relacionados com sua formação.[5] Além disso, você terá muito tempo ao longo do caminho para mudar de empregos e de carreiras.

Conhecer esses fatos aliviará a ansiedade e lhe dará paz. Trabalhe hoje com todo seu coração como se estivesse trabalhando para o Senhor. Confie em Provérbios 16:9:

> A pessoa faz os seus planos, mas quem dirige a sua
> vida é Deus, o Senhor. (NTLH)

Deus está no controle. Seu objetivo não deve ser ganhar dinheiro ou ter sucesso, mas conhecer Deus e ajudar os outros a conhecê-lO. Não deixe que o medo de não estar onde *você* quer estar profissionalmente roube seu propósito ou sua paz.

Devo Gostar do Meu Trabalho?

Espero que ame seu trabalho e seus colegas de trabalho; no entanto, as chances de isso acontecer são meio irreais. O trabalho nem sempre é agradável. É por isso que eles *pagam* você para realizá-lo. Caso não o pagassem, seria chamado de *hobby*. Lembre-se, parte da maldição do pecado é que o trabalho será difícil. Não importa qual seja seu trabalho, haverá dias em que não o amará. Em vez de ficar negativo ou apático, peça forças a Deus para continuar trabalhando arduamente para Ele.

Se está odiando a vida porque quase todos os dias de trabalho estão repletos de apreensão, talvez esteja na hora de considerar qual é o papel do seu emprego nisso. Mas esteja certo de que é o emprego, e não apenas uma atitude negativa. Talvez esteja fazendo algo além de suas capacidades. Pode ser que as demandas profissionais estejam além do que você consegue gerenciar ao mesmo tempo em que mantém relacionamentos saudáveis com Deus e amigos, participando da igreja. Esses são motivos válidos para considerar se está na hora de mudar de emprego.

Quando Devo Mudar de Emprego?

Ao considerar uma transição de empregos, pergunte-se por quê:

- *Está fugindo de algo como um conflito no trabalho?* Fugir do conflito não é a vontade de Deus; resolvê-lo, sim.[6]
- *Está saindo para ganhar mais?* A Bíblia não proíbe aceitar um trabalho para ganhar mais, mas ela adverte sobre os perigos do dinheiro servir como a diretriz de nossas decisões.[7]
- *Está considerando uma oportunidade que esteja mais alinhada com suas habilidades?*[8] Esse pode ser um motivo muito apropriado para mudar de emprego.

Independentemente do motivo para uma transição de emprego, vale a pena conversar com pessoas que o conhecem e que podem ajudá-lo a tomar a decisão. A Bíblia adverte repetidamente sobre tomarmos decisões sem falarmos antes com sábios conselheiros.[9] Quando outros fiéis que amam você o escutam e lhe dão conselhos devotos, isso lhe traz uma confiança tranquila.

Falando sobre a importância da comunidade, se está considerando mudar-se para outra cidade para trabalhar, conhece alguma boa igreja lá? Deus nos ordena sermos parte de uma igreja local e seguirmos sua liderança.[10] Poucas coisas moldarão seu futuro tanto quanto suas amizades. Não há salário alto o suficiente que compre seus relacionamentos com homens e mulheres devotos.[11] Se está faltando conexão com outros fiéis e encorajamento deles em sua vida, o espaço provavelmente será preenchido pela ansiedade.

Você Foi Promovido

Então... voltando à família real. Curiosamente, alguns membros da família real vão à faculdade, outros se alistam no serviço militar britânico e outros talvez trabalhem por um período como diplomatas em nações estrangeiras. Mas o fato de serem membros da família real e herdeiros do trono ofusca a maneira como talvez estejam trabalhando ou a posição que ocupam.

Se você é cristão, está em uma situação parecida. Você é membro da família real de Deus. É herdeiro do trono dos tronos do Rei dos reis. Nossos trabalhos e a promoção em nossas carreiras parecem algo importante, mas não há posição mais alta que possamos ocupar do que esta em que estamos *neste momento*. Você já foi promovido! Sua posição profissional nunca pode se comparar com sua posição em Cristo.

Ao abraçar tais verdades e trabalhar como se estivesse servindo a Cristo, sabendo que Deus o recompensará, você se colocará na melhor posição para seguir em frente, passando pelos altos e baixos profissionais com clareza, paixão e paz.

13
O Segredo do Papai Noel
Ansiedade Financeira

Contar ou não contar sobre Papai Noel? Eu não fazia ideia de que essa era a questão. Até a época em que nosso filho fez 3 anos, minha esposa e eu não tínhamos pensado muito sobre se seríamos uma família que abraça Papai Noel ou não. Se parar e pensar a respeito, não é estranho promovermos para nossos filhos um mito que todo mundo sabe que não é verdade?

"Vejam, crianças, é o seguinte. Tem esse cara velho que vive num pedacinho de gelo no topo do globo. Ele está acima do peso. Sejamos honestos: ele já está passando o limite da obesidade. Esse cara gordo tem uma porção de duendes. *O que é um duende?* Bem, não sei direito a maneira politicamente correta de dizer isso, mas acho que são pessoas minúsculas com orelhas pontudas e que são muito boas para fazer brinquedos. Então, trabalham para o Papai Noel o ano todo. *O quê? Eles são pagos?* Olha, não, acredito que não. Não, não é trabalho escravo. Eles gostam de trabalhar para ele. Acho.

"De qualquer maneira, o Papai Noel gosta das criancinhas, então ele vai e invade suas casas no meio da noite. Bem, parece estranho. Esqueçam que eu disse isso. Ele coloca todos os brinquedos para as crianças do mundo todo em um trenó mágico, e suas renas voadoras... Sim, eu disse renas voadoras. Elas o levam a todos os lugares do mundo, e esse cara gordinho escorrega pelas chaminés. Ele dá presentes para vocês, crianças, e vocês lhe dão bolachas. Então, esse é o Papai Noel."

Veja bem, não estou detonando o Papai Noel. Na verdade, tenho orgulho em dizer que *somos* uma família que abraça o Papai Noel. Nós o celebramos com as crianças e dizemos a elas: "Há um segredo que aprenderão sobre o Papai Noel algum dia." (A isso gosto de chamar "sair pela tangente".)

Não importa onde você more, é interessante como é vastamente aceito espalhar o mito do Papai Noel. Mentem para nós quando crianças, e depois descobrimos que o Papai Noel, a Fada dos Dentes e o Coelhinho da Páscoa são apenas mitos que nos contaram, e a vida segue.

E se eu lhe contasse que há outros mitos que nos ensinam e nos quais a maioria das pessoas *ainda* acredita? Mitos que têm mais consequências significativas do que nossa crença em Papai Noel. Mitos que são a causa das maiores ansiedades de muita gente. Mitos nos quais algumas pessoas acreditam pela vida toda. Quais são eles? *Mitos sobre o dinheiro*. Antes de o expormos, vamos primeiramente pensar sobre a relação entre ansiedade e dinheiro.

No Dinheiro Confiamos

O produto interno bruto (ou PIB) mede basicamente quanto dinheiro uma nação gera por ano. Se fôssemos classificar as nações por seu PIB, os EUA não ficariam apenas em primeiro; relativamente falando, o PIB deles é praticamente igual ao do segundo, terceiro e quarto lugares juntos![1]

Mesmo assim, o dinheiro é uma fonte imensa de ansiedade para o norte-americano médio e o motivo principal pelos quais os EUA são uma das nações mais ansiosas da Terra.[2] Um estudo recente descobriu que "mais de três em cada quatro norte-americanos (77%) relatam sentir ansiedade com sua situação financeira".[3]

Há medo quanto a conseguir pagar o financiamento estudantil, economizar para o futuro, conseguir bancar os aumentos no custo de vida, pagar plano de saúde e milhares de outros desafios financeiros. O estresse e a incerteza financeiros em geral nos enchem de ansiedade.

Você não presumiria que o grupo de pessoas mais ricas na história do mundo *não* se preocuparia com dinheiro? Como explicar isso? E se, talvez, a ansiedade financeira não tiver nada a ver com quanto dinheiro você tem?

O lema nacional dos EUA é "In God we trust" — "Em Deus confiamos". Pense nisso. O lema nacional não é "Em nossos trabalhos confiamos" ou "No presidente confiamos" ou "Na economia confiamos", mas "Em Deus confiamos".

Isso é loucura, pois todas as nossas ansiedades financeiras revelam que, com frequência, *não* é "Em Deus confiamos", mas "No dinheiro confiamos". O mais louco ainda é que a frase "In God we trust" é impressa nos dólares! Que ironia essa a de que o dinheiro — no qual grande parte das pessoas confia mais do que em Deus — tem "Em Deus confiamos" impresso nele!

Por que somos tentados a confiar mais no dinheiro do que em Deus? Por causa dos mitos do dinheiro em que nos ensinaram a acreditar. Já está na hora de mostrarmos que são apenas mitos.

Mito 1: Dinheiro Traz Segurança

Salomão, o homem mais sábio que já viveu, escreve em Provérbios 18:11:

> A riqueza dos ricos é a sua cidade fortificada, eles a imaginam como um muro que é impossível escalar.

Por que somos rápidos em acreditar no dinheiro e não em Deus? Compramos o mito de que o dinheiro é uma fonte de segurança. O Rei Salomão diz que as pessoas veem seu dinheiro como se fosse um muro de proteção ao redor da vida, achando que ele pode mantê-las seguras de qualquer coisa que apareça no caminho. Mas Salomão nos diz que elas não percebem que tal proteção existe apenas na imaginação. O dinheiro, na verdade, não protege você, assim como o Papai Noel na verdade não lhe traz presentes. (Só não diga isso para meus filhos!)

Em um piscar de olhos, a economia pode quebrar, a bolsa de valores pode despencar ou você pode perder seu emprego. Em um instante, você perceberia que a riqueza não é a proteção que pensava. Encontrar segurança em sua conta bancária, em seu salário, em sua previdência privada ou em seu emprego o colocará em uma montanha-russa de ansiedade. Se é na quantia que tem no banco ou no estado da economia que você encontra sua paz, provavelmente não a encontrará, assim como não encontrará as renas voadoras do Papai Noel.

O apóstolo Paulo ensinou uma ideia parecida sobre por que confiar no dinheiro é uma estratégia tão ruim:

> Ordene aos que são ricos no presente mundo que não sejam arrogantes, nem ponham sua esperança na incerteza da riqueza, mas em Deus, que de tudo nos provê ricamente, para a nossa satisfação. (1 Timóteo 6:17)

Talvez você leia isso e presuma que não se aplica a você. Você não se sente "rico neste mundo". Mas lembre-se, 70% dos brasileiros ganham até dois salários mínimos, e para estar entre os 10% mais ricos do país, basta ter uma renda mensal acima de R$3,5 mil por mês.[4] Então, sim, a expressão "ricos no presente mundo" se aplica a muitos de nós.

Paulo diz a nós (os ricos) para que "não ponhamos nossa esperança na riqueza", pois ela é "incerta". Ele escreveu isso quase 2 mil anos atrás. As coisas não mudaram muito; *o dinheiro ainda é instável.* A história das nações mostra que é bem assim mesmo. Nos EUA, por exemplo, houve 12 recessões financeiras nos últimos 75 anos,[5] resultando na perda de *bilhões* de dólares e *milhões* de empregos. Você sabe disso em primeira mão, pois viveu o ano de 2020. Em poucos meses, a economia saiu de um crescimento e altas recordes na bolsa para atingir uma baixa histórica e desemprego recorde. (Obrigado, COVID-19.)

Para você, Deus é a fonte máxima de provisão em sua vida, ou você acredita no mito de que o dinheiro é sua provisão? Já foi dito que reconhecer que temos um problema é o primeiro passo para a liberdade. Talvez, para superar a ansiedade financeira, precisemos admitir que não confiamos que Deus nos sustentará. Em vez disso, buscamos segurança e conforto no dinheiro, ou em qualquer lugar onde possamos encontrá-los, ao mesmo tempo em que nos esquecemos que Deus é a única fonte verdadeira de segurança que nos trará paz.

Paulo nos garante, e Jesus nos ensina repetidamente, que Deus promete nos sustentar. Ele *atenderá* suas necessidades, então, permita que a paz flua de Suas promessas, e não do seu salário.

Mito 2: O Dinheiro Traz Felicidade

Aqui temos outro mito em que acreditamos sobre o dinheiro: quanto mais você tem, melhor sua vida será. Percebemos que o dinheiro não é a fonte da felicidade *total*, mas ter mais definitivamente nos permite comprar mais coisas. E mais coisas deixam a vida melhor, certo?

Vejamos o que Jesus tem a dizer:

> Cuidado! Fiquem de sobreaviso contra todo tipo de ganância; a vida de um homem não consiste na quantidade dos seus bens. (Lucas 12:15)

A palavra *ganância* também pode ser traduzida como "cobiça", que se refere ao desejo de coisas que não temos. Então, Jesus está dizendo: *Cuidado com seu desejo de ter mais coisas, pois a vida não se trata de quanto você tem.* As palavras dEle são muito contraculturais e ilógicas. Cuidado para não ter mais? Mas quem não quer mais?

Um constante desgosto e o desejo por mais estão no âmago de grande parte da nossa ansiedade. Achamos que precisamos de mais roupas, mais dinheiro guardado, mais dinheiro para viajar. Mais, mais, mais. Vemos que os outros têm coisas que não temos, e a comparação alimenta nossa ansiedade.

Será que daremos ouvidos a Jesus, que nos diz que estamos em um círculo vicioso, visto que mais coisas não nos trarão alegria duradoura? Uma vida realmente boa e serena não tem nada a ver com "coisas".

Alguns anos atrás, um missionário veio e falou com a equipe da nossa igreja sobre o que Deus estava realizando na Rússia. Ele viveu lá por cinco anos e estava de volta aos EUA por algumas semanas. Durante sua apresentação, alguém lhe perguntou o que havia mudado mais nos EUA desde sua partida. Sem hesitar, ele respondeu: "O número de unidades de autoarmazenamento." Fiquei pensando: *Do que esse cara está falando?* Mas quando estava voltando de carro para casa, fiquei impressionado pelo número de locais de armazenamento pelos quais passei.

O fato é que ele estava certo. Essas unidades estão em todos os lugares. Na verdade, há *25 vezes mais* unidades de autoarmazenamento nos EUA do que em *toda* a Europa. Há cerca de 53 mil unidades em todo o país. Isso é mais do que o número de McDonald's, Starbucks, Walgreens, 7-Elevens e Pizza Huts *juntos*![6]

Façamos as contas: sendo os EUA a nação mais rica do planeta, há tantas coisas que não podem ser guardadas nas casas, que o excedente ganha sua própria casa! E são uma das nações mais ansiosas da Terra. São também uma das nações com mais depressão no mundo.[7] Parece que a conta está errada. Então, o que está pegando? Talvez Jesus estivesse certo, afinal: a vida não tem nada a ver com quantas coisas temos.

Mito 3: Não Ganho o Suficiente

Dois anos atrás, fui jantar com um amigo e expressei minhas preocupações com as contas — manutenção do carro, as infindáveis despesas com os filhos, e assim vai. Ele me perguntou: "Quanto você precisaria ganhar por ano para nunca mais querer um aumento?" Pensei e respondi: "Duzentos mil dólares." Meu amigo me encarou do outro lado da mesa e disse: "Resposta errada." Eu estava bem confiante com minhas contas, então fiquei um pouco magoado e provavelmente parecia estar confuso. Ele disse: "David, não há um número que jamais seja suficiente." Soube imediatamente que ele estava certo.

O mito de que "não ganho o suficiente" foi apontado pelo Rei Salomão, o cara mais sábio de todos os tempos e que também era ridiculamente rico, muito tempo atrás:

> Quem ama o dinheiro jamais terá o suficiente; quem ama as riquezas jamais ficará satisfeito com os seus rendimentos. Isso também não faz sentido. Quando aumentam os bens, também aumentam os que os consomem. E que benefício trazem os bens a quem os possui, senão dar um pouco de alegria aos seus olhos? (Eclesiastes 5:10 e 11)

Ele escreveu essas palavras há 2 mil ou 3 mil anos, e elas ainda são relevantes hoje. O problema não é quanto ganhamos, mas que gastamos tudo que ganhamos. Gastar toda nossa renda nos leva a um ciclo constante de nos sentir estressados e ansiosos. Achamos que a solução é ganhar mais dinheiro. Não é. E esse desejo de ficarmos só "um pouquinho mais ricos" é incrivelmente perigoso:

> Mas os que querem ficar ricos caem em tentação, em armadilhas e em muitos desejos insensatos e nocivos, que levam as pessoas a se afundarem na ruína e na perdição. (1 Timóteo 6:9, NAA)

O desejo de sermos um pouquinho mais ricos nos faz querer sempre mais. Precisamos ter um carro melhor, uma casa maior, mais roupas e viajar para lugares mais bonitos nas férias. Achamos que o desejo desaparecerá quando tivermos mais, porém, como Salomão nos diz, quanto mais temos, mais o desejo cresce.

Nunca temos o suficiente porque gastamos tudo que temos. Bem, isso não é totalmente verdade. Na verdade, gastamos mais do que temos — o que não temos — pelo uso do nosso melhor amigo, o cartão de crédito. *Está sem dinheiro agora? Não tem problema! Vamos deixar você alcançar o futuro e pegar emprestado do seu futuro eu!* O ciclo continua e vira uma armadilha. Se cairmos nela, as consequências podem ser devastadoras:

> Porque o amor ao dinheiro é a raiz de todos os males; e alguns, nessa cobiça, se desviaram da fé e atormentaram a si mesmos com muitas dores. (verso 10, NAA)

Se eu perguntasse "Você ama o dinheiro?", provavelmente pensaria no mesmo que eu: *Bem, eu gosto dele. Temos uma amizade-colorida. Não sei se diria que estou apaixonado.*

Como saber se está "apaixonado" pelo dinheiro?

Há uma resposta fácil. O que o amor impulsiona as pessoas a fazer? Coisas loucas pelas pessoas que amamos. Ficamos até tarde conversando, assumimos novos interesses, fingimos gostar de times de esporte para os quais não damos a mínima, dirigimos longas distâncias e fazemos todos os tipos de sacrifícios, tudo em nome do amor.

Isso tem alguma coisa a ver com seu relacionamento com o dinheiro? Você já fez sacrifícios para conseguir mais dinheiro? Talvez tenha trabalhado em um segundo ou terceiro emprego que o deixou acabado? Já tomou decisões das quais se arrepende? Talvez tenha pego um financiamento de carro que não podia pagar, estourado o limite do cartão fazendo compras online ou assinado o financiamento de um apartamento que estava muito acima do seu orçamento? Tudo isso são receitas para nos sentirmos sobrecarregados e ansiosos.

É realmente muito fácil cair nessa armadilha. Então, como a evitamos?

Posso lhe dar uma ideia prática que pode ajudá-lo a evitar a armadilha de gastar demais? Pode parecer irritante, mas *você precisa fazer um orçamento*, que controle onde seu dinheiro é gasto, incluindo um plano para sair das dívidas e que faça você gastar menos do que ganha. É um conselho atraente? Não, mas é importante caso queira minimizar sua ansiedade financeira.

Isso significa que você não poderá comprar todas as coisas que a operadora de cartão de crédito lhe disse que poderia? Sim. Mas seu futuro eu o agradecerá, pois ele tem menos ansiedade com relação a ter que pagar dívidas.

Ao gastar menos do que você ganha, rejeite o mito de que "não ganho o suficiente" e a armadilha que vem junto. Você sentirá menos ansiedade financeira.

Mito 4: É Meu Dinheiro

Tenho um amigo que trabalha fazendo gestão de patrimônio. Basicamente, ele investe centenas de milhões de dólares para pessoas incrivelmente ricas. Todos os anos, ele lhes apresenta relatórios sobre a situação do dinheiro e quanto os investimentos renderam, oferecendo planos para crescer os portfólios. Caso não gostem das ideias, elas dizem a ele para mudar o plano. Embora ele supervisione o dinheiro, fica muito claro que não é dele. Ele é apenas o administrador, não o dono.

Pode parecer loucura, mas a Bíblia diz que você e eu desempenhamos papéis semelhantes ao de um gestor de patrimônio, mas com *nosso* dinheiro. Com a exceção de que, na verdade, nosso dinheiro *não* é nosso. Você não é dono do seu dinheiro; Deus é:

> Do Senhor é a terra e tudo o que nela existe, o mundo e os que nele vivem. (Salmo 24:1)

Tudo pertence a Deus: seu carro, sua casa, o Hot Pocket em seu congelador. Até *você* pertence a Ele. Somos chamados para administrar e usar tudo de acordo com Seus desejos. Isso inclui seu dinheiro. Deus diz que você é um administrador, ou supervisor, de cada centavo que Ele lhe dá.

Assim, a ideia de que "É meu dinheiro e posso fazer o que quiser com ele" é outro mito. A verdade é que tudo pertence a Deus. Quanto mais dinheiro você tem, mais deverá dar contas a Ele.[8] Ver a nós mesmos como administradores significa que precisamos:

> Parar de presumir que, *se tenho o dinheiro no banco, posso gastar como quiser.*
> Mas perguntar a Deus: "É assim que Você quer que eu gaste Seu dinheiro?"

> Parar de pensar: *Vou guardar o máximo de dinheiro possível.*
> Mas perguntar a Deus: "Quanto quer que eu guarde? Não quero confiar no dinheiro."

> Parar de ficar considerando: *Quanto tenho que doar?*
> Mas perguntar a Deus: "Você quer que eu fique com quanto?"

A resposta a cada uma dessas perguntas pode não ser muito clara, mas não precisa ser. Jesus disse que a forma com a qual lidamos com o dinheiro é uma questão do coração, e não um número.[9] Uma disposição para administrarmos o dinheiro de Deus de acordo com o que Ele quer reflete que Deus, e não o dinheiro, tem a posse do nosso coração.

Entender de quem é o dinheiro que estamos administrando não é apenas uma questão de obediência a Deus, mas também é crucial para que usemos o dinheiro de maneiras que nos tragam paz nesta vida e recompensas eternas na próxima.[10]

Mito 5: Consiga o Máximo que Puder

Para a maioria das pessoas, o objetivo da vida é conseguir o máximo que puderem. Muitos definem o sucesso na vida como se fosse um jogo de Banco Imobiliário: acumular o máximo possível de dinheiro, casas e investimentos, e tentar não ser preso.

De acordo com a Bíblia, o objetivo da vida é menos como o Banco Imobiliário e mais como o Uno (aquele jogo de cartas que você jogava com a vovó quando era criança). Caso não se lembre, o objetivo do jogo não é ver quantas cartas consegue acumular, mas de quantas consegue se livrar.

Tragicamente, temos ansiedade financeira porque estamos jogando o jogo errado. Estamos atrás do objetivo errado.

- Você não precisa ganhar R$1 milhão.
- Você não precisa pagar a faculdade dos seus filhos.
- Você não precisa ter sua casa própria.
- Você não precisa já ter quitado seu financiamento estudantil.
- Você não precisa ter tudo que seus vizinhos têm (e que, aliás, podem estar endividados).
- Você não precisa ter R$50 mil guardados.
- Você não precisa se aposentar aos 40 anos para ficar tomando Mai Tai em Cancún.
- Você não precisa daquele novo produto da Amazon que seu influenciador favorito postou no Instagram.

Você só precisa ser fiel a Deus com o tanto de dinheiro que tem hoje. Não se esqueça de que Ele promete satisfazer suas necessidades e que recompensará cada centavo que você administrou para Seu reino.

Presente de Natal

Algum dia meus filhos descobrirão o segredo de que Papai Noel não é real e que a mágica por ele representada, no fim das contas, aponta para a maravilha de Jesus, sobre de quem o Natal realmente trata. Jesus é o presente máximo e a razão pela qual trocamos presentes no final de dezembro.

De igual modo, um dia todos veremos que o segredo sobre o dinheiro é que ele aponta para o que ou quem realmente valorizamos, que esperançosamente é Jesus.

Talvez seja por isso que Jesus tenha encerrado sua lição sobre ansiedade financeira com estas palavras:

> Não tenham medo, pequeno rebanho, pois foi do agrado do Pai dar-lhes o Reino. Vendam o que têm e deem esmolas. Façam para vocês bolsas que não se gastem com o tempo, um tesouro nos céus que não se acabe, onde ladrão algum chega perto e nenhuma traça destrói. Pois onde estiver o seu tesouro, ali também estará o seu coração. (Lucas 12:32–34)

14

Como Crianças

Ansiedade por Insegurança

Sabe como é não ter um pingo de insegurança? Eu sei. Bem, não *pessoalmente*, mas tenho filhos pequenos, então posso testemunhar como é uma vida sem qualquer insegurança. Por exemplo, meu filho Crew é tão confiante que parece até um Ryan Reynolds em miniatura. Ele tem preocupação zero com sua aparência. Ele consegue andar por aí com bolo de chocolate na cara toda, e isso não o incomoda. (Suspeito que ele está guardando o bolo para mais tarde.)

Mais de uma vez, ele foi caminhando até a frente da casa para dizer oi aos vizinhos usando apenas sua cueca do Homem-Aranha. Ele não fica nada envergonhado. (Minha esposa e eu, pelo contrário, ficamos.) Ele fica muito animado com a oportunidade de contar a todos sobre os superpoderes que tem quando veste a cueca.

Ele é confiante demais e faz questão de que todos saibam quando aprendeu algo novo. Ele se aproxima de uma pessoa totalmente estranha e pergunta: "Quer me ver pular?" É uma pegadinha, pois, não importa o que a pessoa diga, Crew *vai* fazê-la vê-lo pular. Ele só tem 4 anos de idade, então é preciso observar de perto para ver o saltinho de 1cm acima do chão que ele dá. Mas se não conseguir ver, não tem problema — ele ficará feliz em lhe mostrar novamente. Para ter repeteco, ele canta o alfabeto para você.

Há algo muito livre, destemido e seguro nas crianças. Como pai, fico triste em pensar que, um dia, a autoconfiança dos meus filhos será substituída pela vergonha. Não vai demorar muito até que Crew comece a sentir *insegurança* sobre quem é. Sei que isso acontecerá porque aconteceu comigo. Mais cedo ou mais tarde, a insegurança chega para todo mundo.

Insegurança e Ansiedade

A insegurança é outra forma de ansiedade. Na verdade, *insegurança* é definida como "incerteza ou ansiedade sobre si mesmo". Em nosso âmago, querendo ou não admitir, ficamos todos ansiosos com o que os outros pensam de nós.

Alguma vez você já quis trocar a roupa antes de sair para um encontro? Já analisou sua silhueta no espelho para ver se seu "tanquinho" ainda estava lá após comer um hambúrguer? Já se perguntou por que não foi convidado para aquela confraternização ou por que as pessoas pararam de falar quando você entrou? Já ficou nervoso ao conversar com alguém ou sentiu-se desconfortável em uma entrevista de emprego? Já ficou um tempão no Instagram e sentiu-se "menos" porque não é casado, não tem um carro legal ou porque não pode pagar as férias luxuosas que os outros têm?

Meu palpite é o de que você respondeu sim para a maioria dessas perguntas. Se foi assim, bem-vindo ao IMNTA — Inseguro Mas Não Tão Anônimo. Precisamos ter cuidado, pois, como qualquer outra forma de ansiedade, se permitirmos que a insegurança consuma nossos pensamentos, ela pode controlar nossa vida.

A insegurança por uma potencial rejeição pode fazer com que você não vá a um encontro. Ou talvez o impeça de ganhar uma promoção no trabalho, pois você tem muito medo do que os outros pensarão, então não compartilha suas ideias. Ou então você pode simplesmente perder oportunidades e amizades porque fica intimidado demais para começar uma conversa com certas pessoas. A insegurança quanto ao nosso corpo pode causar uma autoimagem tóxica que leva a um distúrbio alimentar.

De onde vêm essas inseguranças? A resposta científica é: *praticamente de qualquer lugar*. Certo, acho que isso não é científico. A insegurança pode ser o resultado da família onde você cresceu, da sua aparência, do seu local de trabalho, do seu status de relacionamento, de quanto tem no banco ou da vergonha de decisões passadas. Ou talvez você nem saiba de onde ela vem.

Mas considere como sua vida é afetada negativamente por sua batalha com a insegurança. Suas inseguranças influenciam como você vê a si mesmo, como se relaciona com os outros e como toma decisões.

A boa notícia é que sua vida não precisa ser atormentada pela insegurança. Embora a Bíblia não apresente uma cura do dia para a noite, ela nos dá ferramentas para usarmos na batalha.

O que Vem de Baixo...

Quando eu era criança, aprendi a dizer aos coleguinhas maus: "Paus e pedras podem quebrar meus ossos, mas as palavras nunca me machucarão." E também, minha favorita: "Você é cola e eu borracha; tudo que você disser rebate em mim e a você escracha." A ideia de ambas as frases é: "O que vem de baixo não me atinge."

Embora parecessem ser boas respostas na 4ª série, com certeza não expressavam a verdade. Alguns dos nossos momentos mais dolorosos resultam das coisas que as pessoas disseram para nós ou sobre nós. Aquelas palavras cavocaram nosso coração e formaram inseguranças que ainda levamos até hoje.

Talvez você não goste de sorrir nas fotos porque tiraram sarro de você quando usava aparelho e ainda tem vergonha dos seus dentes.

Talvez você tenha se desenvolvido um pouco mais tarde e a puberdade só chegou quando estava no ensino médio. O constrangimento de estar no 1º ano e não ter pelos nas axilas durou até depois do colégio. Na verdade, talvez ainda se sinta inseguro quanto à sua masculinidade.

Talvez um dos seus irmãos o tenha chamado de burro ou de gordo. Essas palavras moldaram quem você se tornou. Você conseguiu dois mestrados ou vai para a academia três ou quatro vezes por semana porque em algum lugar no seu interior há um pré-adolescente amedrontado tentando provar que não é aquilo do que foi chamado.

Deus não quer que você seja ansioso ou inseguro; Ele quer que você experiencie uma vida repleta de paz, confortável com quem é.

Felizmente, Ele nos dá as ferramentas para lutarmos contra a insegurança.

Homem-Formiga

O livro de Juízes contém as histórias dos juízes que Deus escolheu para liderar Seu povo. Um *juiz*, naquela época, não era como um juiz de hoje, com as togas pretas e um malhete. Era mais como o guerreiro e defensor da nação. (Admito que me divirto imaginando alguém como a juíza Judy liderando os exércitos de Israel nas batalhas.)

Se você ler o livro, os homens e as mulheres apontados por Deus se parecem com os Vingadores da Marvel. Eles incluem o fortão Sansão, também conhecido como o Hulk (capítulos 14–16), Débora, a Mulher--Maravilha (capítulos 4 e 5), e Eúde, que, como o Gavião Arqueiro, foi um assassino canhoto (capítulo 3). Deus recrutou cada uma dessas pessoas talentosas para liderar e resgatar a nação de Israel.

Por que a nação precisava ser salva? Basicamente, porque as pessoas continuavam pecando contra Deus ao adorarem deuses ou ídolos estranhos. Deus havia lhes dito: "Se adorarem deuses estrangeiros" — que, a propósito, não eram deuses de verdade — "permitirei que tenham governantes estrangeiros." Apesar do aviso, o povo não deu ouvidos, e Deus permitiu que fossem conquistados por nações estrangeiras. Depois, os israelitas clamavam a Deus, dizendo: "Nos desculpe. Estamos muito, mas muito arrependidos. Tipo, totalmente. Por favor, nos salve!" Em resposta, Deus enviava um juiz para libertá-los.

Em Juízes 6, podemos ler sobre uma dessas vezes. Israel fora conquistado pelos midianitas, que causaram muitos danos aos cidadãos de Israel (veja o verso 6). O povo clamou a Deus para que enviasse alguém para salvá-lo.

Deus escolheu um novo juiz: Gideão. Ele é, bem... digamos que não é como os outros juízes. Ele não entraria para o time de super-heróis. Nos Vingadores, provavelmente seria o Homem-Formiga. Gideão não tinha superpoderes, mas tinha... uma tonelada de insegurança. (Imagino ele vestindo um uniforme feio e sem graça de super-herói com a letra "I" meio torta no peito. Quando lhe perguntam "O que o "I" representa?", ele tem vergonha de responder, mas algum observador bem informado sussurra: "Significa insegurança. Ele é o super inseguro.") (Para esclarecer, nada disso está na Bíblia. Sabemos apenas que Gideão era muito inseguro, e que eu tenho uma imaginação fértil.)

Sabemos que Deus vai até Gideão quando ele "estava malhando o trigo em um tanque de prensar uvas, para escondê-lo dos midianitas" (verso 11).

Lembra-se da última vez que estava "malhando o trigo em um tanque de prensar uvas"? Não? Nunca fez isso? Ah, eu também não. Então, o que é que isso significa?

Um tanque de prensar uvas era basicamente um buraco profundo no solo no qual você colocava uvas e, depois, pisava sobre elas para obter o suco para a produção de vinho. Malhar o trigo era a atividade necessária para fazer pão com os grãos. As pessoas malhavam o trigo em espaços abertos, porque era necessário um bom espaço e também porque a brisa levava o joio embora. *Não* havia muito espaço (nem brisa) em um tanque de prensar uvas. Talvez fosse o pior lugar para malhar trigo, mas, pelo menos, estava longe das vistas.

Enquanto se escondia no buraco, Gideão ouve uma voz e percebe que não está só:

> O anjo do Senhor apareceu a Gideão e lhe disse: "O Senhor está com você, poderoso guerreiro." (verso 12)

Espera aí. Poderoso guerreiro? O cara está morrendo de medo e no fundo de um buraco arrancando grãos de trigo. Deus, então, diz a ele:

> Com a força que você tem, vá libertar Israel das mãos de Midiã. Não sou eu quem o está enviando? (verso 14)

O que Gideão faz em seguida é o que fazemos o tempo todo: ele começa a mostrar por que não era capaz daquilo:

> Como posso libertar Israel? Meu clã é o menos importante de Manassés, e eu sou o menor da minha família. (verso 15)

Já se sentiu inseguro em relação a si mesmo ou à sua família? Gideão também. Ele era totalmente inseguro. Mas Deus viu mais nele do que ele mesmo.

Pronto para algo maluco? Deus vê mais em *você* do que você mesmo, e o que Ele diz sobre você é a mais pura verdade. Se aprender a abraçar o que Deus diz que você é, terá menos insegurança.

Cachorro Velho, Nome Novo

Um amigo meu adotou uma buldogue de 9 anos dos vizinhos que estavam se mudando e não poderiam levá-la junto. Seu nome foi Sophie por 9 anos. Meu amigo e sua esposa decidiram mudar o nome para Fran.

Em anos de cachorro, um buldogue de 9 anos tem 63 anos! Então, seria como alguém decidir mudar seu nome perto da aposentadoria.

Mas sai Sophie e entra Fran! Eles eram os novos donos e tinham o direito de mudar o nome da Sophie — ops, digo, da Fran. Isso é sempre verdade, não? Só duas pessoas têm o direito de dar o nome para as coisas: o fabricante ou o dono.

Se a Nike fizer um par de tênis e nomeá-lo de Nike Air Max Trainer, a Adidas não tem o direito de mudar o nome, pois não é a fabricante.

Se quiser mudar o nome do meu filho de Crew para Menino com a Cueca do Homem-Aranha, você não pode fazer isso. Ele adoraria, mas você não é seu fabricante nem seu dono, então não lhe compete fazer isso.

Apenas o fabricante ou o dono tem o direito de nomear. Para os cristãos, Deus é ambas as coisas. Ele fez você. Ele é seu dono, pois o comprou pelo trabalho de Cristo na cruz. O que Ele diz sobre você é a coisa mais verdadeira, e o que *mais* importa.

Substituindo os Rótulos

Os rótulos que você abraça moldarão como vê a si mesmo e suas inseguranças. Ao dizer rótulos, refiro-me a palavras como *inteligente, bonito, atraente, divertido, extrovertido, estiloso, criativo, atlético, bobo, feio, preguiçoso, acima do peso, chato* e *irritante*.

Ao abraçar rótulos com base no que *você* pensa sobre si mesmo ou no que os *outros* pensam sobre você, está se colocando em uma montanha-russa de insegurança.

Talvez as pessoas sempre o tenham chamado de inteligente, então você vê a si mesmo como inteligente. Mas será que é inteligente mesmo? Às vezes você se questiona. Pode ser que apenas sempre esteve rodeado por pessoas que não são inteligentes? Digo, gente burra mesmo considera alguém de inteligência mediana um gênio, não é?

Ou então, encontra sua identidade em ser atlético. Mas será que é atlético mesmo, ou só está cercado por pessoas não atléticas? E qual será sua identidade quando ficar mais velho e não estiver mais tão atlético?

Percebe como basear sua identidade na opinião ou na descrição dos outros ou em como você se compara com aqueles ao seu redor sempre levará à insegurança?

É por isso que precisa aprender a abraçar o rótulo que *Deus* lhe dá. Se fizer isso, formará uma identidade ancorada na verdade. Sua real identidade, concedida por Deus, não trará insegurança. Na verdade, ela a matará.

Quais são algumas coisas que Deus diz sobre você?

- Você é amado.
- Você foi criado de propósito para um propósito.
- Por meio de Cristo, você está perdoado, é justo e santo.
- Você é filho de Deus.

Lutar contra a insegurança envolve abraçar quem Deus diz que você é, em um mundo que diz que:

- Você é quanto ganha.
- Você é sua aparência.
- Você é o emprego que tem.
- Você é seu status de relacionamento.
- Você é o que os outros pensam de você.

Essas são mentiras, criadas com base em fatores temporários que nem mesmo importam no grande esquema das coisas. Assim como foi para Gideão, o mais verdadeiro sobre você é o que Deus diz sobre você.

Lenda Viva

Há cerca de dez anos, um grupo de amigos e eu pudemos conversar com um pastor chamado Chuck Swindoll. Chuck é uma lenda viva em termos de influência para Cristo. Ele escreveu dezenas de livros, palestrou no mundo inteiro e foi até considerado um dos doze pastores mais influentes dos últimos cinquenta anos pela *Christianity Today*.[1]

Quando nos conhecemos, ele já havia sido ministro por mais de cinco décadas, e compartilhou conosco uma lista de dez coisas que tinha aprendido. Ele disse algo naquele dia de que nunca me esquecerei:

> Conheça quem você é, seja quem você é e goste de quem você é.

Ele explicou que, tragicamente, as pessoas passam uma parte muito grande da vida sem saber sobre seus dons ou sobre como funcionam (não sabem quem são), tentando ser uma pessoa diferente daquela que Deus planejou que fossem (não são elas mesmas) e ficando deprimidas pensando em todas as maneiras pelas quais queriam ser diferentes (não gostam de quem são).

Quanto mais velho fico, mais vejo como isso é verdade. Parte de combatermos a ansiedade por insegurança é aceitarmos como Deus nos fez. Acredito que a afirmação de Swindoll me marcou porque eu sabia que muitas vezes estava tentando pregar como outra pessoa, liderar como outra pessoa e ser outra pessoa, diferente daquela que Deus me fez para ser. Percebi que, independentemente do que Deus quisesse fazer com minha vida, não aconteceria a menos que eu parasse de tentar ser outra pessoa e começasse a me sentir bem em ser eu mesmo.

Saiba quem você é, seja quem você é e goste de quem você é. No fim, essa pessoa *é* você, e para Deus usá-lo, envolverá você ser você, sem tentar ser outra pessoa.

ooooo

Assombrosamente Maravilhoso

No Salmo 139, o Rei Davi escreveu:

> Tu formaste o meu interior,
>   tu me teceste no seio de minha mãe.
> Graças te dou, visto que por modo assombrosamen-
>   te maravilhoso me formaste;
>   as tuas obras são admiráveis,
>   e a minha alma o sabe muito bem;
>   (versos 13 e 14)

Deus, seu Fabricante, diz que você foi feito de modo assombrosamente maravilhoso. De "modo maravilhoso" é algo simples de entender: seu design é incrível.

Mas o que "assombrosamente" significa? Não está descrevendo sua ansiedade ou o motivo de ter algumas fobias. A palavra traduzida como "assombrosamente" significa causar "reverência"[2] ou "permanecer em fascínio".[3] É como quando você vê algo tão bem-feito que o faz pensar: *Nossa! Quem projetou, desenvolveu, criou ou fez aparecer essa ideia é incrível!* É isso que Davi diz ser verdade sobre você.

Um amigo meu tem um Mercedes-Benz. Sempre que entro no carro dele, penso: *Há um motivo pelo qual esses carros são tão caros.* As portas são mais pesadas. Os assentos de couro parecem ter sido feitos com a pele de um animal exótico. Os botões para abaixar os vidros são feitos de metal, e não de plástico. Parece até que o ar-condicionado lança um ar de melhor qualidade. Quando o assunto é carro, os alemães claramente não produzem porcaria.

É isso que Davi está dizendo sobre você e eu. Deus não faz porcaria. Ele o formou de modo tão maravilhoso — da cor dos seus olhos ao tamanho dos seus pés, se é introvertido ou extrovertido até o fato de você amar batatinha, salsa ou música eletrônica —, que deveria fazer com que todos dissessem: *Uau! Deus é incrível!*

Abrace a pessoa que Deus o fez. Você não precisa ser nada além do homem ou da mulher que Deus o fez para ser. De fato, tentar mudar a si mesmo não mudará nada; só criará mais insegurança e roubará o mundo de quem você realmente é.

A Arte da Comparação

Assim como o que vemos em Gideão, muito da insegurança que temos é resultado da comparação. Lembra-se da resposta dele quando Deus o chamou de "poderoso guerreiro" e o enviou para salvar Seu povo?

> Ah, Senhor... como posso libertar Israel? Meu clã é o menos importante de Manassés, e eu sou o menor da minha família. (Juízes 6:15)

Basicamente, ele disse: "Em comparação com as outras famílias, a minha é a mais fraca; e em comparação com todos na minha família, eu sou o menor." Deus não queria que Gideão se sentisse inseguro (ou confiante) com base em como ele se comparava com os outros, e tampouco é o que quer de você.

A tentação de se comparar pode ser uma área na qual os jovens adultos atualmente sentem mais dificuldade do que as gerações mais antigas. Nossos avós tinham que caminhar descalços na terra ao longo de 5km para irem à escola. Eles passaram por grandes dificuldades e talvez até tenham lutado em uma guerra mundial. Devemos reconhecer que isso tudo é provavelmente muito pior do que o que enfrentamos. Mas eles não foram confrontados com a batalha das comparações, como nós somos.

As redes sociais, os smartphones e a tecnologia facilitaram mais do que nunca nossa comparação com os outros. A qualquer momento, posso me comparar com amigos ou com completos estranhos ao ver o reels que postaram nas redes sociais. Sempre haverá alguém com um carro mais legal, uma casa maior ou um trabalho melhor, ou cuja vida parece ser férias constantes. Sempre haverá alguém com quem posso comparar minha vida e algo sobre o qual me sentir inseguro.

Outro dia, meu Apple Watch me enviou notificações sobre o que meus amigos fizeram de exercícios físicos durante o dia. Por que preciso saber disso? Para me sentir inseguro sobre estar fora de forma e fazer mais exercícios por me sentir culpado? Desculpe, não funcionou, Apple. Não vai me enganar.

Se não formos cuidadosos, nós, como Gideão, podemos facilmente permitir que a comparação alimente nossas inseguranças e mate nossa autoconfiança. Mas a autoconfiança não é o objetivo. Precisamos de uma fonte de confiança *fora* de nós mesmos. Nossa confiança precisa vir apenas de Deus.

Não foi fácil para Gideão, mas ele foi em frente. Ele aceitou a posição de liderança que Deus lhe deu e juntou um exército de 32 mil homens para lutar contra os midianitas. O problema era que o exército midianita tinha 120 mil homens. As tropas de Gideão eram vastamente menores. Mas Deus disse a ele:

> É demais o povo que está com você, para eu entregar os midianitas nas suas mãos. Israel poderia se gloriar contra mim, dizendo: "A minha própria mão me livrou." (7:2, NAA)

Deus queria que a confiança de Gideão se baseasse no tamanho de Deus, e não no tamanho de seu exército. Ele disse a Gideão para enviar todos para casa, com exceção de trezentos homens. Eles saíram de uma proporção de quatro para um e foram para uma de quatrocentos para um! Deus disse a Gideão que ele derrotaria os midianitas "com trezentos homens" (7:7).

Cada um pegou seu chifre de carneiro (sua versão de uma trombeta) e uma tocha, e todos eles se aproximaram do acampamento inimigo à noite. Então, juntos e ao mesmo tempo, deveriam soprar os chifres e atirar as tochas. Foi tipo um incêndio criminoso e uma banda marchando tudo ao mesmo tempo!

Gideão deu as ordens de marcha para seus trezentos homens, e, naquela noite, fizeram como Deus comandou:

> Quando os trezentos israelitas tocaram as trombetas, o Senhor fez os guerreiros que estavam no acampamento lutarem uns contra os outros com suas espadas. Os que sobreviveram fugiram. (7:22, NVT)

Desorientados pelo barulho e pelas chamas ao redor do acampamento, o exército começou a atacar a si mesmo, até que sobraram tão poucos que estes viraram as costas e fugiram.

Sem perder um único homem, Deus usou Gideão e trezentos homens para salvar a nação. Gideão aprendeu a lição que Deus quer que todos aprendamos: encontre sua confiança em quem Ele diz que você é, no que Ele prometeu e no que Ele pode fazer.

Confiança Contínua

Temos uma fonte natural sob nossa casa. Isso é bem bizarro e significa que tenho o único jardim do quarteirão que nunca terá o problema da grama não ser regada, não importam as restrições municipais quanto ao uso da água. A fonte de água sob nossa casa mantém nossa grama sempre regada, e ela nunca fica seca.

Aprendemos em Jeremias 17 que nossa confiança deve vir de Deus:

> Bendito aquele que confia no Senhor
> e cuja esperança é o Senhor.
> Porque ele é como a árvore plantada junto às águas,
> que estende as suas raízes para o ribeiro e não
> receia quando vem o calor, porque as suas
> folhas permanecem verdes;
> e, no ano da seca, não se perturba, nem deixa de
> dar fruto. (versos 7 e 8, NAA)

Em outras palavras, não se trata de quanta confiança você tem; a questão é o que lhe dá confiança. Sua confiança precisa vir apenas de Deus.

Mas é *nEle* onde encontra sua confiança? Ou ela está em quanto ganha, em seu status de relacionamento, em sua aparência, no que os outros pensam sobre você ou em sua posição profissional? Se for isso, você sempre estará na montanha-russa da insegurança e da ansiedade, em vez de ter a paz e segurança que Deus quer que você sinta por conhecê-lO e confiar nEle.

Por que você não sai dessa montanha-russa e coloca sua confiança em Deus — que Ele o fez como você é, que tem um plano e um propósito para sua vida e que faz tudo para o bem? Você nunca terá falta de nada. *Essa* sim é uma fonte constante.

Conclusão
Corrente Contínua
Praticando Vidas de Paz

Minha esposa e eu adoramos o mar, então, a cada dois anos, tentamos dar uma escapada da selva de concreto de Dallas e ir para alguma praia.

Um tempo atrás, fizemos uma viagem com alguns familiares. Um dia, vários de nós estávamos na praia em frente ao nosso hotel. Após cerca de 45 minutos jogando frisbee dentro da água, decidimos voltar à areia. Foi então que percebemos que o hotel à nossa frente *não* era o nosso hotel. Se você é um frequentador ávido das praias, provavelmente sabe o porquê. Sim, a corrente do oceano nos levou para muitos hotéis de distância de onde estávamos hospedados. Nossa intenção não era ser levados pela corrente, mas tampouco estávamos nadando contra ela.

Pelo resto de sua vida, é assim que sua relação com a ansiedade e a paz funcionará. Você estará em frente do hotel da paz e da tranquilidade, mas se não continuar nadando contra a corrente da ansiedade, será levado por ela sabe lá para qual direção. Quando ela tenta puxá-lo para longe da paz, você precisa dar alguns passos para voltar na direção de Deus e atacar sua ansiedade com práticas que levam à paz:

- Reconheça sobre o que está ansioso.
- Perceba quais são as raízes de crenças e valores que estão informando seus sentimentos de ansiedade.
- Lembre-se de que Deus prometeu suprir suas necessidades.

- Abra mão de seus planos e abrace o plano de Deus.
- Peça ao seu Pai celestial tudo que espera acontecer.
- Substitua pensamentos de ansiedade pelo que é verdadeiro, bom e eterno.
- Revele qualquer coisa que esteja contribuindo para sua vergonha e ansiedade.
- Recupere-se das coisas de seu passado que aumentam sua ansiedade.
- Reestruture tudo que você enfrenta com uma perspectiva eterna.
- Resista a ficar no limite de sua vida e ficar em falta.

Às vezes as pessoas falam sobre a paz como se fosse um lugar ao qual chegamos algum dia se tivermos fé suficiente. A verdade é que a corrente da ansiedade nunca parará de nos puxar para longe de uma vida marcada pela paz de Deus. Se não ficarmos de olho, a corrente nos levará a lugares em que nunca pretendemos estar.

Lembre-se, Jesus garantiu que isso aconteceria: "Neste mundo vocês terão aflições" (João 16:33). Mas Ele também disse no mesmo verso: "Eu lhes disse essas coisas para que em Mim vocês tenham paz."

Jesus promete que teremos problemas em nosso caminho. Faz parte de vivermos em um mundo corrompido. Porém, apesar disso, Ele nos garante que nEle podemos ter paz.

Sempre que se encontrar puxado pelo mundo rumo à ansiedade, você pode dar os passos mostrados neste livro para ir na direção da paz de Deus. Essa batalha não é uma que vencemos uma vez e já era. Jesus disse que a batalha contra a ansiedade é um processo diário:

> Não se preocupem com o amanhã, pois o amanhã se preocupará consigo mesmo. Basta a cada dia o seu próprio mal. (Mateus 6:34)

Quando o assunto é sua ansiedade, vá um dia por vez. Lute contra a corrente de ansiedade que está enfrentando hoje. Com a de amanhã, é assunto de quando chegar lá. Cada dia pode ter seus próprios problemas, mas seu Pai celestial o ama e o ajudará a superar cada dia.

Alguns meses atrás, fui convidado para dar uma palestra para diversos milhares de universitários na College Station, Texas. Era para um ministério do qual eu havia participado na faculdade e que me impactou profundamente, então concordei sem pensar.

Porém, com o aproximar da data, percebi que tinha um problema: minha participação seria na terça-feira à noite na College Station, e depois faria outra palestra em outra faculdade em Dallas logo cedo na quarta-feira. Fiz os cálculos mentais. Se saísse da College Station à meia-noite, conseguiria chegar em casa e ir dormir às 3h30. Isso me daria tempo suficiente para dormir quatro horas antes de me preparar para outra palestra em Dallas. Quatro horas não são uma quantidade suficiente de sono quando você está falando na frente de centenas de pessoas.

Durante os últimos doze anos de pregação, aprendi que, se estou cansado demais para pensar, certamente estarei cansado demais para pregar. Se não consigo dormir pelo menos sete horas na noite anterior, a pessoa que me ouve terá uma versão ultramegachata de mim.

Eu estava pensando nos pobres coitados de Dallas que ouviriam o David que não dormiu e que prefeririam morrer, quando tive uma ideia: tenho dois amigos próximos que têm um avião de pequeno porte e que o alugam para voos privados. Peguei o telefone e perguntei quanto custaria ir de avião até a College Station e voltar na mesma noite. Eles sabiam que era uma oportunidade do ministério, então me disseram que cobrariam apenas o custo do combustível. Não pude acreditar. Pensei: *Quanto poderia custar o combustível? São só 45 minutos cada voo. Não pode ser muito caro.*

Essa era moleza!

Perguntei: "Só por curiosidade, quanto custa o combustível para uma viagem assim?"

"Só US$2.200", responderam.

Só US$2.200? É um voo de 45 minutos. O combustível é de ouro líquido?

Então lembrei-me de que o avião tem oito assentos. Poderia convidar amigos para que viessem comigo e dividiríamos o custo. Seria exatamente como rachar as despesas de assistirmos a uma luta de UFC no pay-per-view! Só que, em vez de nos sentarmos em uma sala de estar, estaríamos a 12 mil metros do chão. E em vez de assistirmos a dois caras espancando um ao outro, meus amigos poderiam me ver falar por alguns minutos. Talvez não fosse exatamente o mesmo, mas ainda assim achei que o plano poderia dar certo. Não demorou até que seis amigos topassem. Quem não gostaria de voar em um avião particular como uma estrela de rock?

Meu plano era sair na terça-feira à noite, dar a palestra e voltar para Dallas com bastante tempo para dormir uma boa noite de sono (ou seja, mais de quatro horas) antes da palestra na manhã seguinte. Os sonhos se tornam realidade! O que poderia dar errado?

O dia finalmente chegou. Voar em aviões particulares não é meu mundo, então certamente parecia algo surreal. Meus amigos estavam a mil. Chegamos ao aeroporto exclusivo, caminhamos até o avião, embarcamos e logo decolamos. Provavelmente você está pensando: *Puxa, que legal! Nada de filas ou de bebês chorando. Tô dentro!* Havia privilégios, mas logo percebi que algumas coisas eram diferentes do que imaginava.

Primeiro, definitivamente *não* estávamos no Air Force One, que é o que eu tinha imaginado. O avião era antigo, minúsculo, apertado e, bem, digamos apenas que um pouco mais preocupante.

Para piorar as coisas, o piloto era Mark, um amigo meu que ajudava na empresa de voos particulares dos meus amigos. Talvez seja apenas eu, mas prefiro não conhecer o piloto, assim como você não gostaria que seu neurocirurgião fosse seu velho camarada da faculdade apelidado de "Jamanta" e que ninguém achava que conseguiria se formar. Quando sua vida está nas mãos de alguém, é melhor que seja um estranho sobre quem podemos presumir cegamente que se formou com honras e que fica calmo e equilibrado, não importa a situação, e que ganhou o Prêmio Nobel da Paz no ano passado.

Mas não, eu estava lá com o Mark. Ele é um grande amigo. Eu o amo, mas o conhecia demais. Ele havia acabado de sair do ministério em tempo integral para ajudar essa empresa de voos, e com frequência brincava que não fazia ideia do que estava fazendo, sem mencionar — está pronto para ouvir? — que ele só tem nove dedos! (Essa história fica para outra oportunidade.) É exatamente isso que buscamos em um piloto, não é? Eles não precisam de todos os dez dedos? Há pelo menos dez botões no painel!

Além de tudo isso, estava chovendo e havia uma neblina forte. Eu estaria mentindo se dissesse que não fiquei um pouco ansioso. Tudo bem, muito ansioso. Conforme voávamos, fiquei enjoado com uma mistura de ansiedade e das sensações de turbulência que sentimos em um avião pequeno. Parecia que estávamos em uma montanha-russa sem trilhos — completamente fora dos trilhos.

Ao olhar pela janela do passageiro, tudo que conseguia ver eram nuvens escuras e raios. Nada confortante, mas achei que Mark certamente tinha outra vista, então olhei pelo para-brisa do avião. Era só neblina — nada além de nuvens e raios por lá também. Então *ninguém* — nem mesmo o piloto — conseguia ver *nada*. Muito legal.

Minha mente correu para o pior cenário possível: *É isso. É assim que termina. Vou morrer num aviãozinho pilotado pelas mãos com nove dedos do Mark.* Outros pensamentos começaram a passar pela cabeça, como: *Quem vai entrar com minha filha em seu casamento? Quem vai ensinar meu filho a arremessar uma bola de futebol americano? Quem vai sustentar minha família financeiramente?*

A ansiedade tem uma forma peculiar de nos levar rápido aos piores cenários possíveis.

Quer saber a ironia disso tudo? Eu estava viajando de avião para ensinar como se livrar da ansiedade. Então, caso já tenha se perguntado, até as pessoas que ensinam sobre ansiedade têm que lutar contra ela.

Comecei a *recitar* mentalmente diversas das verdades que mostrei neste livro. Em vez de me preocupar com quem sustentaria minha esposa e meus filhos se eu morresse, eu me *lembrei* — Deus prometeu cuidar de suas necessidades. Ele é nosso provedor máximo (veja Filipenses 4:19).

Abri mão do medo de que meus desejos não se realizassem e *abracei* a verdade de que, não importa o que acontecesse, os desejos de Deus *aconteceriam*. Orei: *Deus, se for Sua vontade que morramos neste avião hoje à noite, vai acontecer, queira eu ou não. Não quero que isso aconteça, mas seja feita Sua vontade. Me ajude a confiar em Você.*

Em vez de me agarrar aos meus medos, comecei a levá-los como pedidos a Ele: *Deus, por favor nos dê uma viagem segura nesta noite e nos permita sentir sua paz além da compreensão.*

Substituí meus "e se" pela verdade: *Deus está no controle e sabe o número dos meus dias. Não vou morrer um segundo antes do que Ele planejou.*

Reestruturei a situação com uma perspectiva eterna: *Se for estar com o Senhor, estarei no paraíso e não terei falta de nada. Estarei em casa.*

Conforme recitava essas verdades vez após vez, comecei a sentir paz. A tormenta literal e a turbulência não foram embora, mas a turbulência da ansiedade no meu coração foi substituída pela paz e por uma sensação de calma interna.

Logo depois, pousamos. Falei para uma multidão de universitários ansiosos, muitos dos quais certamente estavam fixados nos "e se" de suas vidas, assim como eu estivera nos *meus*.

Meus amigos e eu voltamos sãos e salvos naquela noite, embora menos como estrelas de rock e mais como crianças na Xícara Maluca da Disney World. Desde então, essa experiência se destaca para mim como uma metáfora para meu relacionamento com a ansiedade e a escolha que preciso fazer quando ela surge. Não consigo decidir quando a ansiedade baterá na minha porta, mas *tenho* a escolha de como responderei quando isso ocorrer. O mesmo é verdade para você.

Quando a ansiedade bater, devemos aplicar os princípios que Deus nos deu para substituí-la com a paz.

Conforme encerramos este livro, quero reiterar algumas coisas de que espero que você se lembre.

A Prática Leva à Perfeição

Ouvia um certo bordão desde que era criança e jogava na liga infantil de beisebol: "A prática leva à perfeição." Provavelmente você também já ouviu a frase. Lembro-me do técnico Crabtree repetindo-a sempre que treinávamos rebatidas, recepção e lançamento.

Esse lema de "a prática leva à perfeição" foi usado por todos os técnicos que já existiram, não importa o esporte. Já ouvi a frase muitas vezes, juntamente com "Sem dor não há ganho", "Dê seu sangue no campo", "A defesa vence o campeonato" e "Faça seu melhor jogo". É como se todos os técnicos recebessem um manual chamado *Clichês dos Técnicos* juntamente com shorts de poliéster incrivelmente apertados.

Por mais clichê que seja, "A prática leva à perfeição" é algo muito simples e verdadeiro. Você não irá na direção da perfeição sem praticar continuamente. A prática leva à perfeição, e para ser perfeito, é preciso praticar.

A Bíblia diz em Isaías 26:3 que Deus "guardará em *perfeita paz* aquele cujo propósito está firme, porque [nEle] confia!" A paz perfeita vem por nossa confiança em Deus e por concentrarmos nossos pensamentos em quem Ele é e no que Ele diz que é verdade. Assim como não podemos esperar perfeição sem prática, ir na direção da "perfeita paz" significa praticarmos continuamente os princípios que Deus diz que nos levarão até lá.

Tendemos a pensar que, se apenas tivéssemos fé suficiente, nosso medo e nossa ansiedade desapareceriam. Se apenas tivéssemos tentado com mais esforço, não estaríamos mais ansiosos. Mas nada na vida funciona assim.

Para ser perfeito, é preciso praticar. Isso não acontece do dia para a noite. Dê a si mesmo a graça de crescer conforme luta com sua ansiedade e pratica os princípios deste livro, que Deus diz que leva à paz.

Oração pela Paz

Pai,

Oro por cada pessoa que está lendo este livro – por cada pessoa que está lutando com o medo, a preocupação, a ansiedade, a insegurança, a depressão e a solidão. Oro para que, conforme leiam estas palavras, Você as lembre de que não está longe delas, de que não se esqueceu delas ou as abandonou, que se importa com elas e que tem um plano para a vida delas. Você pode usar para o bem até mesmo nos momentos mais dolorosos que elas experienciam.

Peço que, não importa o que estejam enfrentando, Você seja mais real para elas do que seu medo, dor ou ansiedade. Por favor, aumente a percepção delas de Sua bondade, proximidade e presença. Ajude-as a confiarem em Você, não importa o que estejam enfrentando, lançando suas preocupações para o Pai celestial que se importa com elas.

Obrigado por dar a vida do seu filho Jesus na cruz para nos oferecer acesso à paz nesta vida e à paz perfeita na eternidade.

Em nome de Jesus, amém.

Perguntas Frequentes de Ansiosos (FAQ)

É pecado ser ansioso?

Essa é uma dúvida comum, mas em geral não vale a pena colocarmos nosso foco nela, pois nem nosso pecado ou nossa ansiedade nos definem aos olhos de Deus. Então, um melhor uso do tempo seria nos concentrar em lutar contra nossa ansiedade, e não em se ela é "pecado". Uma fixação sobre se é ou não pecado pode levar a mais ansiedade, em vez de colocar sua atenção em combatê-la.

Embora a ansiedade possa certamente ser o resultado do pecado, esse nem sempre é o caso. Algumas pessoas podem ser mais suscetíveis à ansiedade do que outras. (Estou observando você para ver se é um Eneagrama 6.) Fatores como genética, personalidade, química cerebral, ambiente e experiências passadas podem influenciar a possibilidade de alguém desenvolver ansiedade aguda.[1] Até seu gênero desempenha um papel, visto que os especialistas nos dizem que as mulheres têm o dobro de chances dos homens de sofrerem de ansiedade extrema ou de transtornos de ansiedade entre os 15 e os 50 anos.[2]

O que é um transtorno de ansiedade?

De acordo com a psicologia, os transtornos de ansiedade incluem: transtorno de ansiedade generalizada (TAG), transtorno de estresse pós-traumático (TSPT), transtorno do pânico (TD), transtorno de

168 • PERGUNTAS FREQUENTES DE ANSIOSOS (FAQ)

ansiedade social (TAS), transtorno obsessivo-compulsivo (TOC) e transtornos relacionados a fobias.

Não entrarei nos detalhes, mas *transtorno de ansiedade* é um termo para descrever uma ansiedade persistente e debilitante que normalmente se manifesta *fisicamente* e interfere por um *período prolongado de tempo* nas atividades diárias (sociais, trabalho, escola e relacionamentos). Não são apenas sentimentos *temporários* que todos sentimos de preocupação, ansiedade e medo.[3]

Embora não vejamos termos como *transtorno de ansiedade* usados nas Escrituras, isso não significa que as pessoas daquela época não pudessem ter sofrido do que a psicologia[4] hoje classifica como *transtorno de ansiedade*, que é uma simples terminologia usada pelos psicólogos para descrever quando certos pares de sintomas aparecem em alguém. Mas Deus não está tão preocupado em como você classifica sua ansiedade quanto em como a resolve.

O que causa um transtorno de ansiedade? Pode ser o resultado de um problema de saúde subjacente como hipertiroidismo, hipoglicemia ou deficiência de vitamina B12. Ou pode ser o resultado de um evento passado traumático, uma predisposição genética ou um período prolongado sem enfrentar os sentimentos de ansiedade, que podem crescer e se tornar tão severos que um psicólogo pode classificá-los como transtorno.[5]

Os sintomas e efeitos desses transtornos podem incluir:

- Ataques de pânico (coração acelerado, sudorese, tremedeira, falta de ar, crises excessivas de choro, medo de perder o controle).
- Medos ou fobias extremos (de multidões, estranhos, estar sozinho, da escuridão, de dirigir, voar, animais, de que um T. rex lhe faça cócegas).
- Tensão ou tremedeira muscular constante.
- Inabilidade de relaxar ou de sentir prazer com hobbies.
- Reações assustadas.
- Sudorese excessiva e sensações repentinas de calor ou frio.

- Sintomas respiratórios (sensação de peito apertado ou de estar engasgando).

- Sintomas gastrointestinais (náusea, vômito, dor abdominal, constipação, indigestão, perda de peso, síndrome do intestino irritável ou refluxo ácido).

- Insônia, inquietude, fadiga ou outros problemas de sono.[6]

Caso vários desses sintomas descrevam você, recomendo que informe seu grupo da igreja local ou outros seguidores de Cristo confiáveis em sua vida e, depois, busque ajuda de um médico, psiquiatra ou terapeuta, se essa lhe parecer a decisão adequada.

Devo fazer terapia?

Se você está pessoalmente considerando fazer terapia, então minha resposta a essa pergunta é sim. De fato, se o terapeuta é alguém capacitado em terapia e informado pela Palavra de Deus, consultar-se com ele pode ser de imensa ajuda para você conforme cresce em sua fé e combate sua ansiedade.

Como mencionei, minha esposa, Calli, é uma terapeuta cristã incrível que ajuda jovens que lutam contra a ansiedade. Como muitos terapeutas, ela ama Jesus e, ao longo dos anos de treinamento e experiência, aprendeu a reconhecer padrões de comportamento e pensamento em seus clientes para ajudá-los a enfrentar questões que vão de ansiedade e pós-trauma a tendências autodestrutivas e além.

Na minha opinião, há momentos em que, devido ao nível de disrupção na vida de alguém ou do abuso que o indivíduo sofreu, consultar-se com um profissional é apropriado ou até necessário. Mas eu sempre buscaria um terapeuta cristão. Fazer isso garantirá que vocês dois compartilhem dos mesmos valores e perspectivas.

Eu fui tremendamente beneficiado espiritual e emocionalmente por me consultar com um terapeuta como um suplemento ao meu crescimento. No entanto, isso não substituiu meu envolvimento com o pequeno grupo da igreja local, e recomendo isso para você também.

Na verdade, encorajo a maioria das pessoas a, antes de fazerem qualquer outra coisa, se envolverem com um pequeno grupo de outros fiéis em uma igreja local. As melhores pessoas para nos ajudar a decidir

E quanto aos remédios?

se devemos fazer terapia ou como tomar decisões em geral são aquelas que realmente nos conhecem, nossas circunstâncias e a Palavra de Deus. Deus quer colocar pessoas em nossa vida para nos encorajar, orar por nós e nos dar conselhos bíblicos sábios.

ooooo

E quanto aos remédios?

Essa pode ser complicada. Muitos cristãos ficam divididos quando o assunto é terapia e medicação. Nessa altura, acredito que todos nós percebemos que a luta contra a ansiedade é real. A Palavra de Deus tem ferramentas práticas para nos ajudar a lutar contra nossos sentimentos de ansiedade, porém, quando não haveria problemas em usar medicamentos para enfrentá-los?

Os medicamentos antidepressivos e antiansiedade não são *curas* para a ansiedade, mas podem ajudar muitos a encontrar alívio. O problema é o uso exagerado e o abuso de remédios que levam a uma dependência desnecessária. Outra questão é que muitos hoje em dia usam a medicação como a primeira linha de defesa para encontrar uma solução, anestesiar a dor, ignorar emoções ou evitar enfrentar lutas espirituais.

O mais importante a lembrar quando se trata de remédios é de que eles geralmente tratam a manifestação de seus sintomas, e não o que está os *causando*. Se eu tenho uma enxaqueca daquelas e tomo Advil, ele tratará a dor em minha cabeça, mas não a música eletrônica no último volume que estou tocando em meu carro e que causa minha enxaqueca. O mesmo é verdade com a ansiedade. A medicação pode ajudar a aliviar os sintomas, mas não pode tratar o que está causando os problemas. No entanto, ela pode ajudar a diminuir o volume de seus pensamentos de ansiedade para que você consiga lidar melhor com eles. Tomar medicação para ansiedade deve ser feito apenas quando você também está resolvendo as raízes das causas e fontes de sua ansiedade.

Felizmente, o Senhor bondosamente concedeu ao nosso mundo hoje remédios para ajudar as pessoas a encontrar a cura para a dor. A ciência e os remédios são presentes, mas como qualquer presente, podemos fazer um mau uso deles. Assim, lembre-se, Deus é nosso curador máximo e doador de esperança, alegria e paz.

Devo tomar remédios?

Caso esteja pensando que os remédios possam ser certos para você, responda antes às seguintes perguntas:

- Estou conectado com *uma igreja local* que possa me ajudar oferecendo conselhos?
- Estou envolvido em um *grupo comunitário* no qual posso compartilhar minhas lutas e ser orientado por outros fiéis a encontrar paz e encorajamento na Palavra de Deus?
- Há qualquer *conflito não resolvido ou ressentimento* presente em minha vida?
- Há quaisquer *estressores ou gatilhos nocivos* que devo considerar em oração mudar em minha vida (como um relacionamento tóxico, uso excessivo de álcool, falta de exercícios físicos, um trabalho exigente demais ou atividades específicas que parecem me sobrecarregar)?
- Estou me dedicando a *orar diariamente, ler a Palavra de Deus e servir* aos outros ao meu redor?
- A medicação é uma *boa escolha* para mim pessoalmente? Por quanto tempo espero tomá-la, que tipo de alívio espero obter e com quais amigos posso falar abertamente sobre meu progresso? Já conversei com meu médico sobre se pode haver outro problema de saúde envolvido?

Lembre-se sempre de que a Palavra de Deus e Sua igreja são a primeira linha de defesa na batalha por sua mente.

Se os remédios são uma ferramenta adicional que seu médico e os seguidores de Cristo em seu pequeno grupo o aconselharam a considerar, rejeite quaisquer sentimentos de vergonha que possa ter. Permita-me dizer isso novamente para o pessoal ali do fundão! *Rejeite os sentimentos de vergonha se seu médico e as pessoas devotas em sua vida o encorajam a tomar medicações.*

Alguma outra dica profissional que possa compartilhar?

Enquanto trabalhava neste livro, conversei com inúmeros terapeutas, pesquisei extensivamente e me deparei com sugestões adicionais sobre como lutar com a ansiedade. (Observação: recomendo muito os podcasts do Porch Ministry ou do *Views from the Porch* — em inglês.) A seguir, compartilho algumas outras estratégias práticas para enfrentar a ansiedade e a depressão:

- Passe os primeiros dez minutos do seu dia em oração. As tendências de meditação e mindfulness estão apenas se atualizando com o que a Bíblia encoraja. Converse com Deus sobre o que está em sua mente.
- Faça três refeições equilibradas por dia e limite o consumo de açúcar, cafeína e álcool.
- Durma pelo menos oito horas.
- Movimente-se. Pode ser ioga, caminhar ao ar livre, correr, andar de bicicleta ou dançar.
- Registre seus sentimentos e, depois, identifique o que a Palavra de Deus tem a dizer sobre quaisquer mentiras em que acredita.
- Encontre um hobby. Pense em cozinhar, fazer musculação, tirar fotos, pintar, desenhar, ler, escrever, fazer um blog, dançar, tocar um instrumento, nadar, fazer trilhas ou andar de bicicleta.
- E, por último, por favor, deixe seu celular de lado. Garanto que as redes sociais não estão ajudando com sua ansiedade. Outras coisas que não ajudam seus sentimentos: comer demais, beber para esquecer, tomar remédios, ver pornografia, comprar para se sentir melhor, ficar o dia inteiro assistindo Netflix ou abraçar qualquer outro mecanismo nocivo de enfrentamento.

Encontrar sua liberdade da ansiedade é uma batalha, mas nunca se esqueça de que Deus está com você. Ele é um "Maravilhoso Conselheiro" e o "Príncipe da Paz" (Isaías 9:6). Tenha em mente que pedir ajuda não é uma fraqueza e que você não é um fracasso.

Onde entra a psicologia?

Quando remédios prescritos e terapia cristã são usados juntos com a oração, a devoção diária à Palavra de Deus e os cuidados pessoais de uma igreja local, mesmo as pessoas com transtornos de ansiedade conseguem parar de surtar e ficar muito mais próximas da paz perfeita de Deus.

Onde entra a psicologia?

Nossa compreensão da ansiedade, da depressão clínica, da saúde mental, dos problemas comportamentais e do campo psicológico mais amplo é algo que as pessoas vêm estudando formalmente apenas ao longo dos últimos trezentos anos.[7] A psicologia é diferente das ciências exatas da química, física e matemática, que existem há muito tempo e são baseadas em padrões mensuráveis, consistentes e lógicos. As ciências sociais, como a psicologia, tentam aplicar o método científico aos pensamentos, comportamentos e emoções humanos. Não é o mesmo que, digamos, álgebra, onde dois mais dois sempre é igual a quatro; coisas como ansiedade e depressão nem sempre têm a mesma aparência, causa ou precisam do mesmo tratamento.

Ou seja, cada pessoa é diferente. O que funciona para uma talvez não funcione para outra. Além disso, o que previne a ansiedade para você um dia talvez não o faça no dia seguinte.

Os psicólogos dão seu melhor para entender, observar e tratar coisas que nem sempre são visíveis aos olhos humanos. Como mencionei, sou casado com uma profissional da psicologia e acredito que é um campo incrivelmente importante. Não estou querendo dizer que os psicólogos não sabem o que estão fazendo, mas que, visto que há muito sobre a psicologia que ainda estamos aprendendo, em geral, ainda estamos apenas fazendo as *suposições mais fundamentadas* que conseguimos.

Quando o assunto são questões como ansiedade generalizada, medicamento, transtornos do pânico, de ansiedade e de sono — e até *quando* classificar algo como transtorno —, há certa subjetividade, que levará a uma gama de opiniões de especialistas, sendo que nenhuma delas está errada ou deva ser desconsiderada. Devemos aceitar as descobertas psicológicas desde que não contradigam o que Deus claramente revelou em Sua Palavra.

Perguntas para Discussão

Capítulo 1: A Névoa do Medo

1. Se fosse listar os momentos, as ideias e as coisas mais comuns que lhe causam ansiedade, quais seriam?
2. Você se sente tentado a negar ou a descartar sua ansiedade, em vez de abraçá-la? Por que acha que faz isso?
3. Quais medos se escondem por trás da ansiedade que você sente com mais constância? Para lutar contra a ansiedade, você precisa enfrentar aquilo de que tem mais medo. Preencha as frases a seguir para definir sobre o que está ansioso.
    a. Estou ansioso com_____porque_____.
    b. Estou ansioso com_____porque_____.
    c. Estou ansioso com_____porque_____.

Capítulo 2: A Luz do Motor Acendeu

1. Usando o acrônimo TRUTH [Verdade], responda sobre a última vez que se sentiu ansioso ou sobrecarregado.

    T [Trigger] **Causa**: O que causou sua ansiedade?

    R [Root] **Raiz** das Crenças e Valores: Quais raízes de crenças e valores sobre Deus, outros ou a vida em geral você acha que informaram sua ansiedade?

    U [Unpleasant] Emoção **Desagradável** (ansiedade, medo, preocupação): Escreva exatamente como se sentiu física e emocionalmente.

176 • PERGUNTAS PARA DISCUSSÃO

T [Truth] **Verdade** da Palavra de Deus: O que as Escrituras diriam sobre as raízes das crenças e valores que informaram sua ansiedade?

H [Helpful] Reação Futura **Benéfica**: Qual seria uma ação alternativa, um verso bíblico para meditar ou algo pelo qual orar da próxima vez que sentir a ansiedade iniciada pela causa que você listou?

Capítulo 3: Mães de Cachorros

1. Leia novamente Mateus 6:25–32. Você realmente acredita que Deus suprirá suas necessidades? Se não, por quê?
2. O que receia que Deus não proverá para você?
3. Você tem dificuldade para ver Deus como um Pai celestial perfeito e amoroso? Se sim, descreva como realmente pensa que Ele é e o que acha que Ele pensa de você.
4. Passe tempo orando e pedindo ao seu Pai celestial que corrija quaisquer formas pelas quais não consegue vê-lO pelo que Ele diz que é nas Escrituras ou pelas quais não descansa em Sua promessa de sustento.

Capítulo 4: Um por Cento de Chance

1. Quais esperanças, desejos e sonhos você acha mais difícil confiar a Deus?
2. Se tivesse que ser brutalmente honesto com Deus em oração sobre o que teme que possa ou não acontecer em sua vida, o que diria?
3. Já expressou a pergunta anterior para si mesmo ou para Deus em oração? Por quê? Ou por que não?
4. Passe tempo pedindo a Deus que o ajude a confiar nEle com as esperanças, os desejos e os sonhos listados na pergunta 1.

Capítulo 5: Lista de Presentes

1. Se um estranho pudesse ouvir todas as formas pelas quais você conversa com seu Pai celestial em oração, a frequência com que faz isso e tudo sobre o que conversa com Ele, como a

PERGUNTAS PARA DISCUSSÃO • **177**

pessoa descreveria seu relacionamento com Deus (por exemplo, esporádico, genuíno, agradecido, raro)?

2. Quantas vezes falou com Deus hoje em oração?

3. Acha difícil conversar com Deus sobre tudo em sua vida, seja algo pequeno ou grande? Por quê? Ou por que não?

4. Quando está ansioso, falar com Deus sobre seus medos e suas preocupações é uma reação normal? Quais medos acha mais difícil levar a Ele em oração, em vez de ficar remoendo?

Capítulo 6: Metrô para Algum Lugar

1. Para cada uma das opções a seguir, circule a que melhor descreve seus pensamentos das últimas 24 horas.

   a. Positivos ou negativos.

   b. Eternais ou temporários.

   c. Agradecidos ou descontentes.

   d. Repletos de medo ou repletos de confiança em Deus.

   e. Focados em si mesmo ou focado nos outros?

2. Em quais "linhas de pensamento" você se encontra viajando com mais frequência?

3. Quais relacionamentos ou fontes de informação, entretenimento ou rede social alimentam pensamentos tóxicos em sua vida?

4. Quais meias-verdades você diria que compõem seus pensamentos negativos ou que alimentam a ansiedade em sua vida?

5. Acha difícil se lembrar e abraçar a verdade de que você não luta com o controle, mas com a falta de controle?

Capítulo 7: A Questão É Perspectiva

1. Você se descreveria como um tipo de pessoa "copo meio vazio" ou "copo meio cheio"? Quais experiências passadas, traços de personalidade, histórico familiar e outros fatores acha que influenciaram como vê o mundo?

2. Pratica a gratidão regularmente?

178 • PERGUNTAS PARA DISCUSSÃO

3. Acha difícil acreditar que pode escolher encontrar a alegria, não importam as circunstâncias, por meio de seu relacionamento com Cristo? Como praticar isso diariamente mudaria a forma como pensa e sente?

4. Quais são cinco coisas pelas quais é agradecido em sua vida?

5. Se pudesse ver seus problemas, suas circunstâncias, seus medos e suas preocupações pelo "filtro eternal", qual seria a diferença?

6. Você acha difícil acreditar que Deus está no controle e usando todas as dificuldades e provas pelas quais você passa?

Capítulo 8: Esconderijo e Medo

1. Acha difícil se abrir para outros fiéis sobre decisões passadas ou lutas contra o pecado em seu presente?

2. Sua experiência com a igreja o fez sentir mais ou menos disposto a se abrir com outros cristãos? Por quê? Ou por que não?

3. Há algo que tenha medo de revelar para outra pessoa — uma área na qual a cura pode ainda não ter acontecido totalmente?

Capítulo 9: Fazendo uma Limpa no Guarda-roupa

1. Refletindo sobre seu passado, quais são os relacionamentos ou experiências mais dolorosos que afetaram quem você é e como vê a vida?

2. Acha difícil confiar nos outros, acreditar no melhor das outras pessoas ou estar em paz consigo por causa de mágoas do passado? Como?

3. Já permitiu que a "raiz de amargura" (Hebreus 12:15) começasse a crescer para alguém em sua vida? Por exemplo:

   a. Lá no fundo, existe alguém que você queira que fracasse de alguma forma ou que gostaria de ver sofrer?

   b. Há alguém cujo nome, ao ser mencionado, o deixa bravo ou ressentido?

   c. Há alguém que evitaria em público por causa de algo que ocorreu entre vocês?

PERGUNTAS PARA DISCUSSÃO • **179**

    d. Há alguém que você não está disposto a permitir voltar à sua vida até que peça desculpas?

    e. Há alguém que você não perdoou?

Capítulo 10: Corrida com Obstáculos

1. Como descreveria a quantidade de estresse que sente neste momento? Quais áreas estão no limite (ou quase lá), por exemplo, trabalho, escola, igreja, amigos, relacionamento romântico, necessidade emocional de outros?

2. Você vê seu relacionamento com Cristo como outra coisa a ser feita ou como algo que rejuvenesce sua vida?

3. As pessoas mais próximas de você descreveriam sua abordagem da vida mais parecida com a de Marta ou com a de Maria?

Capítulo 11: Restaurando Carrinhos de Golfe

1. Quais são seus medos sobre seu relacionamento romântico presente ou futuro?

2. Acredita no que Deus diz sobre as características para buscar em um cônjuge? Sendo honesto, há outros critérios em sua lista? Quais?

3. Se está namorando, quais são os medos que tem sobre o futuro de vocês juntos?

4. Se não está namorando, mas espera namorar algum dia, a ideia de nunca se casar é um medo? Se sim, descreva especificamente como essa ideia lhe causa ansiedade.

Capítulo 12: A Família Real

1. Quais medos ou sentimentos de ansiedade você tem com relação ao seu trabalho atual ou sua carreira?

2. Acha difícil separar sua identidade (quem você é) de sua carreira (o que você faz)? Por exemplo, acha que, se fracassar profissionalmente, você é um fracasso?

3. Para você, qual é o propósito do trabalho?

4. Quais fatores acha necessários para tomar uma decisão de mudar de carreira?

Capítulo 13: O Segredo do Papai Noel

1. Seu relacionamento com o dinheiro lhe causa ansiedade? Se sim, como?
2. Quais medos sobre suas finanças você sente com mais frequência (por exemplo, sair da dívida, não conseguir acompanhar o crescimento do custo de vida, não ganhar o suficiente para sustentar a família)?
3. Em quais mitos financeiros você está mais tentado a acreditar?

Capítulo 14: Como Crianças

1. Você se sente mais inseguro a respeito de quais coisas sobre você, sua vida ou sua personalidade?
2. Em quais áreas de sua vida está mais tentado a encontrar sua autoestima e valor (por exemplo, namoro, trabalho, aparência)?
3. Qual aspecto de "Saiba quem você é, seja quem você é e goste de quem você é" acha mais difícil de praticar?

Muito obrigado

- Calli, por ser a esposa mais apoiadora que posso imaginar. Você moldou (e corrigiu) como penso sobre a ansiedade, o medo e as emoções em geral. Obrigado pelas centenas de horas que você me permitiu trabalhar nisso. Seu amor constante, sua sabedoria, força, seu conselho e sua firmeza são presentes que não mereço.
- Crew e Monroe, por preencherem meu coração com mais alegria do que mereço ou poderia expressar. Amo ser seu papai. Obrigado por me deixarem compartilhar histórias sobre vocês neste livro que ilustram a verdade da Palavra de Deus. Se algum dia vocês as lerem e ficarem com vergonha, lembrem-se de que a mamãe revisou o livro todo. Só estou dizendo.
- Mãe, por orar constantemente por minha vida. Este livro e eu literalmente não teríamos acontecido sem você. Obrigado por seu apoio constante e por ser o exemplo mais fiel que conheço de ler a Bíblia e orar.
- Lisa e Charlie, por apoiarem generosamente nossa família de tantas formas e ajudar nossa vida a funcionar de tal forma que escrever um livro fosse até possível. Obrigado também por me deixarem casar com sua filha.

- Jonathan Pokluda, por me ensinar a ensinar, liderar, escrever, restaurar um carrinho de golfe e arremessar uma bola de futebol americano (tudo bem, talvez não essa última, mas muitas outras coisas). Sem você, este livro não existiria. Muito obrigado pelos anos de investimento em minha vida. Amo você, irmão.

- Alaina Haas, seu pensamento criativo e suas habilidades de comunicação moldaram drasticamente este livro e meu ministério. Sua paixão em ir até as pessoas, sua excelência em todas as coisas e seu amor por Jesus transparecem em sua vida.

- Ramsey Pittman, obrigado por ler, editar e ajeitar as palavras escritas por seu chefe, que, embora não tenha sido diagnosticado com dislexia, provavelmente a tem, e melhorá-las. O fato de as outras pessoas conseguirem ler este livro se dá somente porque você possibilitou isso. Obrigado por servir constantemente a mim e à minha família, ajudando a manter as coisas em ordem e por estar em nossa vida.

- Carson & Kelsey, Ryan & Jenny, Clay & Meredith, e Graham & Britt, estar nos grupos comunitários nesses últimos sete anos transformou nosso casamento, nossa parentalidade e nossa devoção a Jesus. Seu apoio e amor enquanto este livro estava sendo escrito foram imensuráveis. Fico honrado em ter amigos como vocês.

- Will Bostian, por ser o melhor amigo que conheço ou tenho. Obrigado por seu apoio constante. Ah, outra coisa, volte a morar em Dallas, mano.

- Jennie Allen, por tirar um tempo para me ajudar a articular e comunicar a mensagem deste livro. Sejamos honestos: não fui eu quem inventou o título deste livro; foram você e sua equipe. Saí dos escritórios da IF:Gathering naquela tarde me sentindo como se o Michael Jordan tivesse me dado uma aula de basquete.

- Dr. Gary Barnes, por ser meu terapeuta e por me ajudar a navegar por minhas emoções e minha alma. Sua sabedoria sobre o assunto deste livro excede em muito a minha, então, muito obrigado por compartilhar um pouco dela comigo enquanto eu escrevia.

- Dr. Steve Lytle, por se reunir comigo antes mesmo que qualquer palavra fosse escrita e por aprofundar minha compreensão sobre como as palavras de Deus podem funcionar em conjunto com a terapia. Por fim, obrigado por sua liderança na Sparrow House Counseling e na vida da minha esposa. Tenho orgulho por ela fazer parte de uma equipe tão especial.

- A Equipe Porch — Carson, JD, Josiah, Aaron, Allison, Ramsey, Lauren, Laura, Emma e outros — por lerem capítulos, serem parceiros constantes de pensamento, me perdoarem por ser seu líder imperfeito, lutar por mim em oração enquanto eu luto com minha própria ansiedade, mantendo o ministério Porch funcionando enquanto eu escrevia, e dando a vida para servirem ao único nome que importa: Jesus. Vocês estão mudando o mundo por Cristo, e tenho muito orgulho de servir com vocês.

- A Nação Porch, ensiná-los nos últimos onze anos foi um dos privilégios mais incríveis. Escrevi este livro para vocês e para todos os jovens adultos que já lutaram com o estresse, a ansiedade e o medo. Oro a Deus para que usem este livro de maneiras poderosas.

- Todd Wagner, por assumir o risco de me contratar doze anos atrás. Sua liderança na Watermark e em minha vida é um dos maiores presentes de Deus para mim.

- Don Gates, por ser um agente incrível, me apoiando e ajudando para que esta jornada se concretize.

- Vince Antonucci, por me ajudar a escrever cada capítulo que este livro contém. A cor, o humor, a clareza e as mudanças que você acrescentou ajudarão a levar as pessoas para ainda mais perto de Cristo, onde a alegria duradoura, a paz e a vida abundante são encontradas. Foi incrível trabalhar com você.

- Equipe WaterBrook — Susan, Johanna, Chelsea, Dave e outros —, por acreditar em mim, neste livro e em que Jesus ainda está convidando as pessoas para trocarem seu pânico pela paz. Fico honrado por fazer uma parceria com pessoas tão capacitadas e apaixonadas. Obrigado por me darem a oportunidade de estar em sua equipe.

- Jesus, muito obrigado, porque Sua graça e Seu amor derramados na cruz encheram meu coração. Acima de tudo, a paz só é encontrada em Você. Obrigado por ter vencido o mundo e porque voltará novamente em breve.

Notas

Introdução: Estamos Todos Surtando

1. Howard Ashman e Alan Menken. "Part of Your World." *The Little Mermaid: Original Walt Disney Records Soundtrack,* Walt Disney, 1989.

2. Bill Klein. "Merimna", Pensamentos Gregos, Study Light, <www.studylight.org/language-studies/greek-thoughts.html?article=35>.

3. "Facts and Statistics". Associação de Depressão e Ansiedade dos EUA, <https://adaa.org/about-adaa/press-room/facts-statistics>.

4. "Americans' Overall Level of Anxiety About Health, Safety and Finances Remain High". Associação Norte-americana de Psiquiatria, 20 de maio de 2019, <www.psychiatry.org/ newsroom/news-releases/americans-overall-level-of-anxiety-about-health-safety-and-finances-remain-high>.

5. "Americans' Overall Level of Anxiety".

6. Sue Shellenbarger. "The Most Anxious Generation Goes to Work". *Wall Street Journal,* 9 de maio de 2019, <www.wsj.com/articles/the-most-anxious-generation-goes-to-work-11557418951>.

7. Hilary Brueck. "Depression Among Gen Z Is Skyrocketing — A Troubling Mental-Health Trend That Could Affect the Rest of Their Lives". *Business Insider,* 21 de março de 2019, <www.businessinsider.com/depression-rates-by-age-young-people-2019-3>.

8. Ashleigh Garrison. "Antianxiety Drugs — Often More Deadly Than Opioids — Are Fueling the Next Drug Crisis in US". Medicina Moderna, CNBC, 3 de agosto de 2018, <www.cnbc.com/2018/08/02/antianxiety-drugs-fuel-the-next-deadly-drug-crisis-in-us.html>.

186 • NOTAS

9. "America's State of Mind Report". Express Scripts, 16 de abril de 2020, <www.express-scripts.com/corporate/americas-state-of-mind-report>.

10. Robert L. Leahy. "How Big a Problem Is Anxiety?." *Psychology Today,* 30 de abril de 2008, <www.psychologytoday.com/us/blog/anxiety -files/ 200804/how-big-problem-is-anxiety>.

11. Edmund J. Bourne. *The Anxiety and Phobia Workbook.* Oakland, CA: New Harbinger, 2010, 1.

12. Jenna Goudreau. "Why We Need to Take 20-Somethings Seriously." *Forbes,* 24 de abril de 2012, <www.forbes.com/sites/ jennagoudreau/2012/04/24/why-we-need-to-take-20-somethings -seriously/?sh=39ee08894a58>.

13. "Historical Marital Status Tables". Censo dos Estados Unidos, dezembro de 2020, <www.census.gov/data/ tables/time-series/demo/ families/marital.html>.

14. "Only One-Third of Young Adults Feels Cared for by Others". Barna, 15 de outubro de 2019, <www.barna.com/research/ global-connection-isolation>.

Capítulo 2: A Luz do Motor Acendeu

1. Carolyn Mahaney e Nicole Whitacre. *True Feelings: God's Gracious and Glorious Purpose for Our Emotions.* Wheaton, IL: Crossway, 2017, 46.

2. Eugene A. Nida e Johannes P. Louw, editores. *Greek-English Lexicon of the New Testament: Based on Semantic Domains.* Nova York: United Bible Societies, 1988), s.v. "abide", introdução, parágrafo 4.

3. Dr. Chris Thurman. *The Lies We Believe: Renew Your Mind and Transform Your Life.* Nashville: Thomas Nelson, 2019, 14–17.

Capítulo 3: Mães de Cachorros

1. John MacArthur. *The MacArthur New Testament Commentary: Matthew 1–7.* Chicago: Moody Press, 1985, 424.

2. "The Raincoats". *Seinfeld,* dirigido por Tom Cherones. Beverly Hills, CA: Castle Rock Entertainment, 1994.

3. Bill Mounce. "What Does a 'Little Faith' Have to Do with a Mustard Seed? (Matt 17:20)", 28 de setembro de 2014, *Monday with Mounce* (blog), Bill Mounce, <www.billmounce.com/monday-with-mounce/ what-does-E2%80%9Clittle-faith%E2%80%9D-have-do-with- mustard-seed-matt-17-20>.

Capítulo 4: Um por Cento de Chance

1. William D. Mounce, editor, com Rick D. Bennett Jr. *Mounce Concise Greek-English Dictionary of the New Testament*, s.v. "basileia", <www.billmounce.com/greek-dictionary/basileia>.

Capítulo 5: Lista de Presentes

1. Sallust. *The War with Catiline*, 55.5, in *The War with Catiline, The War with Jugurtha*. Tradução de J. C. Rolfe, revisão de John T. Ramsey. Cambridge, MA: Harvard University Press, 2013, 133.

2. Veja 2 Timóteo 4:13 (Paul escreve a um amigo para que lhe leve uma capa); Gálatas 4:15; 6:11.

3. Veja Filipenses 1:20.

4. Veja 2 Coríntios 11:24.

5. Veja 2 Coríntios 11:25–27.

6. Peter V. Deison. *The Priority of Knowing God* (Grand Rapids, MI: Discovery House, 1990), 56, <https://bible.org/illustration/philippians-46-7>.

7. Timothy Keller. *Prayer: Experiencing Awe and Intimacy with God*. Nova York: Penguin, 2016, 228.

Capítulo 6: Metrô para Algum Lugar

1. Jennie Allen. *Get Out of Your Head: Stopping the Spiral of Toxic Thoughts*. Colorado Springs: WaterBrook, 2020, 4.

2. Remez Sasson. "How Many Thoughts Does Your Mind Think in One Hour?" *Success Consciousness*, <www.successconsciousness.com/blog/inner-peace/how-many-thoughts-does-your-mind-think-in-one-hour>.

3. Julie Hani. "The Neuroscience of Behavior Change", *StartUp Health*, 8 de agosto de 2017, <https:// healthtransformer.co/the-neuroscience-of-behavior-change-bcb567fa83c1>.

Capítulo 7: A Questão É Perspectiva

1. Olga Rabo,."The 10 Most Used Instagram Filters (According to Iconosquare Study)", *Iconosquare*, 13 de junho de 2018, <https://blog.iconosquare.com/top-10-instagram-filters>.

2. "Philippians 1:12–14 Commentary". *Precept Austin*, 19 de maio de 2017, <www.preceptaustin.org/philippians_112-17>.

3. Alexa Erickson. "The Secret to Happiness Only Takes One Minute a Day". *The Healthy*, 10 de setembro de 2018, <www.thehealthy.com/mental-health/happiness/ gratitude-journal-happiness>.

4. Matthew Henry, adaptado do Dr. Melvin Banks. "What Did Matthew Henry Say When a Man Stole His Wallet?" *Urban Faith*, novembro de 2011, <urbanfaith.com/2011/11/what-did-matt-w-henry-say-when-a-man-stole-his-wallet.html>.

Capítulo 9: Fazendo uma Limpa no Guarda-roupa

1. Touraj Ayazi *et al.* "Association Between Exposure to Traumatic Events and Anxiety Disorders in a PostConflict Setting: A Cross-Sectional Community Study in South Sudan", *BMC Psychiatry*, 10 de janeiro de 2014, <www.ncbi.nlm.nih.gov/pmc/articles/PMC3893536>.

2. Adam Higginbotham. "There Are Still Thousands of Tons of Unexploded Bombs in Germany, Left Over from World War II". *Smithsonian*, janeiro/fevereiro de 2016, <www.smithsonianmag.com/history/seventy-years-world-war-two-thousands-tons-unexploded-bombs-germany-180957680>.

Capítulo 10: Corrida com Obstáculos

1. Dan Lohrmann. "Do American Technology Workers Do Vacations All Wrong?" *Government Technology*, 17 de agosto de 2019, <www.govtech.com/blogs/lohrmann-on-cybersecurity/do-american-tech-workers-do-vacations-all-wrong.html>.

2. Lydia Saad. "The '40-Hour' Workweek Is Actually Longer — by Seven Hours". *Gallup*, 29 de agosto de 2014, <https://news.gallup.com/poll/175286/hour-workweek-actually-longer-seven-hours.aspx>.

3. Matt McMillen e Health.com. "Working Long Hours Doubles Depression Odds". *CNN*, 26 de janeiro de 2012, <www.cnn.com/2012/01/25/health/working-overtime-doubles-depression/index.html>.

4. Mark Abadi. "11 American Work Habits Other Countries Avoid at All Costs". *Business Insider*, 8 de março de 2018, <www.businessinsider.com/unhealthy-american-work-habits-2017-11#the-hardly-ever-go-on-vacation-2 and https://20somethingfinance.com/ american-hours-worked-productivity-vacation>.

5. Daniel H. Pink, citado em Phyllis Korkki. "Working at Making the Most of Your Vacation". *New York Times*, 13 de agosto de 2011, <www.nytimes.com/2011/08/14/jobs/ 14work.html>.

6. "What Is Stress?" Instituto Norte-americano de Estresse, <www.stress.org/what-is-stress>.

7. Wes Comer. "Death by Distraction", *Apostolic Witness*, 14 de abril de 2016, <http://apostolicwitness.com/2016/04/ death-by-distraction>.

Capítulo 11: Restaurando Carrinhos de Golfe

1. "Marriage and Divorce", Associação Norte-americana de Psicologia, <www.apa.org/topics/divorce-child-custody>.

2. Brittany Wong. "The 6 Relationship Problems Millennials Bring Up the Most in Therapy". *HuffPost*, 11 de janeiro de 2018, <www. huffpost.com/entry/millennials-most-common-relationship-problems_n_5a56581ce4b0a300f 905371f>.

3. "Cohabitation, Marriage, Divorce, and Remarriage in the United States", Vital and Health Statistics, Centers for Disease Control and Prevention, série 23, nº 22 (julho de 2002), <www.cdc.gov/nchs/data/series/sr_23/sr23_022.pdf>; "Marriage and Cohabitation in the United States: A Statistical Portrait Based on Cycle 6 (2002) of the National Survey of Family Growth", Vital and Health Statistics, Centers for Disease Control and Prevention, série 23, nº 28 (fevereiro de 2010), <www.cdc.gov/ nchs/data/series/sr_23/sr23_028.pdf>; Catherine L. Cohan e Stacey Kleinbaum. "Toward a Greater Understanding of the Cohabitation Effect: Premarital Cohabitation and Marital Communication", *Journal of Marriage and Family* 64, nº 1 (março de 2004): 180–192; Scott M. Stanley, Galena Kline Rhoades e Howard J. Markman. "Sliding Versus Deciding: Inertia and the Premarital Cohabitation Effect", *Family Relations* 55, nº 4 (outubro de 2006): 499–509.

4. "Automobile History", *History*, 21 de agosto de 2018, <www. history.com/topics/inventions/automobiles>; Larry Getlen. "The Fascinating History of How Courtship Became 'Dating'", *New York Post*, 15 de maio de 2016, <https://nypost.com/2016/05/15/ the-fascinating-history-of-how-courtship-became-dating>.

5. "Annual Global Road Crash Statistics", Associação pela Viagem Segura nas Estradas, <www.asirt.org/safe-travel/road-safety-facts>.

6. Veja Mateus 22:37; 2 Coríntios 6:14.

7. Veja Provérbios 31:10; Tito 1:6–9; 1 Pedro 3:2–7.

8. Veja Cântico dos Cânticos 1:4.

9. Veja Romanos 7:2.

10. Veja Cântico dos Cânticos 2:15.

11. Veja Cântico dos Cânticos 7:10.

12. Andrew D. Hwang. "7.5 Billion and Counting: How Many Humans Can the Earth Support?". Saving Earth, *Encyclopaedia Britannica*,

190 • NOTAS

<www.britannica.com/explore/ savingearth/7-5-billion-and-counting-how-many-humans-can-the-earth-support>.

13. Há aproximadamente 66 milhões de jovens adultos entre 18 anos e 34 anos nos EUA, o que representa cerca de 33 milhões de jovens adultos de cada sexo ("Resident Population of the United States by Sex and Age as of July 1, 2019", <www.statista.com/statistics/ 241488/population -of-the-us-by-sex-and-age/>). A GSS Data Partner mostra que 72% das pessoas entre 18 anos e 34 anos não são casadas (<https://gssdataexplorer.norc.org/trends/Gender%20&%20 Marriage?measure=posslq>), o que significa que há cerca de 23 milhões de jovens adultos do sexo oposto para qualquer jovem adulto. Assim, mesmo que haja um milhão de possibilidades de cristãos solteiros do sexo oposto entre 20 anos e 24 anos (o que é uma estimativa extremamente baixa), se você passar 8 horas por dia fazendo *speed dating* de 5 minutos com cada parceiro em potencial, levaria aproximadamente 28 anos para conhecer todas as suas opções.

14. Meg Jay. *The Defining Decade: Why Your Twenties Matter and How to Make the Most of Them Now*. Nova York: Hachette, 2021, 70.

15. "Marriage and Divorce", Associação Norte-americana de Psicologia, <www.apa.org/topics/divorce-child-custody>.

16. Andy Stanley. *The New Rules for Love, Sex and Dating*. Grand Rapids, MI: Zondervan, 2014, 50.

Capítulo 12: A Família Real

1. "The Queen and Law", <www.royal.uk/queen-and-law>.

2. Sara B. Johnson, Robert W. Blum e Jay N. Giedd. "Adolescent Maturity and the Brain: The Promise and Pitfalls of Neuroscience Research in Adolescent Health Policy", *Journal of Adolescent Health* 45, nº 3 (1º de setembro de 2009): 216–221, <www.ncbi.nlm.nih.gov/pmc/articles/ PMC2892678>.

3. Jonathan "JP" Pokluda. *Welcome to Adulting: Navigating Faith, Friendship, Finances, and the Future*. Grand Rapids, MI: Baker, 2018, 60.

4. Tullian Tchividjian. "Our Calling, Our Spheres", *Christianity Today*, 12 de julho de 2010, <www.christianitytoday.com/ pastors/2010/summer/ ourcallingspheres.html>.

5. Jaison R. Abel e Richard Deitz. "Agglomeration and Job Matching Among College Graduates", Federal Reserve Bank of New York Staff Report, <www.newyorkfed.org/ medialibrary/media/research/staff_ reports/sr587.pdf>, 8.

6. Veja Hebreus 12:14.

7. Veja 1 Timóteo 6:9 e 10.

8. Veja o Salmo 139.

9. Veja Provérbios 15:22.

10. Veja Hebreus 13:7, 17.

11. Veja Marcos 8:36.

Capítulo 13: O Segredo do Papai Noel

1. "GDP Ranked by Country 2021", World Population Review, <https://worldpopulationreview.com/countries/countries-by-gdp>.

2. V. Lance Tarrance. "Despite U.S. Economic Success, Financial Anxiety Remains", *Gallup*, 12 de julho de 2019, <https://news.gallup.com/opinion/polling-matters/ 260570/despite-economic-success-financial-anxiety-remains.aspx>.

3. Alexandria White. "77% of Americans Are Anxious About Their Financial Situation — Here's How to Take Control", CNBC, 30 de outubro de 2020, <www.cnbc.com/select/how-to-take-control-of-your-finances>.

4. Richard Stearns. *The Hole in Our Gospel: What Does God Expect of Us? The Answer That Changed My Life and Might Just Change the World.* Nashville: Thomas Nelson, 2019, 215; [inserido pelo tradutor: <https://economia.uol.com.br/noticias/bbc/2021/12/13/calculadora-de-renda-90-brasileiros-ganham-menos-de-r-35-mil-confira-sua-posicao-lista.htm>]

5. Dave Roos, "How the US Got Out of 12 Economic Recessions Since World War II", *History*, 29 de abril de 2020, <www.history.com/news/us-economic-recessions-timeline>.

6. "Self-Storage vs. Subway, MacDonald's, Starbucks, and More", Visually, <https://visual.ly/community/ Infographics/other/storage-facilities-vs-subway-mcdonald's-starbucks-and-more?utm_source=visually_embed>.

7. Deidre McPhillips, "U.S. Among Most Depressed Countries in the World", *US News and World Report*, 14 de setembro de 2016, <www.usnews.com/news/best-countries/articles/2016-09-14/the-10-most-depressed-countries>.

8. Veja Lucas 12:48.

9. Veja Mateus 6:21.

10. Veja Mateus 6:20.

Capítulo 14: Como Crianças

1. Kate Shellnutt. "Tim Keller, John Piper e Andy Stanley Among the 12 'Most Effective' Preachers", *Christianity Today,* 2 de maio de 2018, <www.christianitytoday.com/news/2018/may/tim-keller-john-piper-andy-stanley-most-effective-preachers.html>. Veja também "Charles R. Swindoll Author Website", Faith Radio, <https://myfaithradio.com/authors/charles-r-swindoll>.

2. Robert L. Thomas. *New American Standard Exhaustive Concordance of the Bible, Hebrew-Aramaic and Greek Dictionaries.* Nashville, TN: Holman Bible Publishers, 1981, s.v. "fearfully", parágrafo 3663.

3. John R. Kohlenberger III e William D. Mounce, editores. *Kohlenberger/Mounce Concise Hebrew-Aramaic Dictionary,* s.v. "fearfully", parágrafo 7513.

Perguntas Frequentes (FAQ)

1. "Understanding Anxiety and Depression Is the First Step", Associação de Ansiedade e Depressão dos EUA, <https://adaa.org/understanding-anxiety>.

2. "Facts", Anxiety and Depression Association of America, <https://adaa.org/living-with-anxiety/women/facts>.

3. "Anxiety Disorders", Instituto Nacional de Saúde Mental (EUA), <www.nimh.nih.gov/health/topics/anxiety-disorders/index.shtml>.

4. Por "psicologia", me refiro à *Manual de Diagnóstico e Estatístico de Transtornos Mentais (DSM),* que é uma ferramenta diagnóstica usada pelos psicólogos.

5. Don Graber. "Anxiety Disorders — Frequently Asked Questions", Focus on the Family, 1º de fevereiro de 2014, <www.focusonthefamily.com/get-help/anxiety-disorders-al-frequently asked-questions>.

6. "Anxiety Disorders", Instituto Nacional de Saúde Mental (EUA), <www.nimh.nih.gov/health/topics/anxiety-disorders/index.shtml#part_145335>.

7. Allan V. Horwitz. "How an Age of Anxiety Became an Age of Depression", *Milbank Quarterly* 88, nº 1 (março de 2010): 112–138, <www.ncbi.nlm.nih.gov/pmc/articles/ PMC2888013>.

Índice

A

abrir mão 38–39
acreditar 13
Adão e Eva 128–129
amizade 14–22
ansiedade 4, 12, 79, 159
  clínica xvi
  combate à 68
  definição bíblica 58
  emoção da 38
  evitar a 52
  financeira 136–137, 142
  metrô da 57
  pensamentos de xv, 5, 52
  profissional 125
  raízes da 15
  transtornos de xvi, 89, 167–168
ansiolíticos xviii
Associação
  de Depressão e Ansiedade dos EUA xvii
  Norte-americana de Psiquiatria xvii
ataque de pânico xvi
atitude negativa 133
autoconfiança 156–157
autoimagem tóxica 148

B

Bíblia xvi, 28, 92, 164
  coisas bíblicas 48
  qualidades bíblicas 119

C

calma interna 164
caminhos neurais 64
carta aos Filipenses. *Consulte* pedido
casamento 115
  aliança 117
  comprometimento vitalício 115
circunstâncias xv, 47, 58, 68
comparação 156
comportamento prejudicial 16, 59
confiança 157–158
confissão 82–86
conflito 14, 90–98
controle 58, 133–134
crenças 12
  específicas 21
  raízes das 13–15
cristãos xxi, 53, 128
cura 80–86

D

Davi, rei 155
decepção 51, 88
depressão xviii, 12, 165, 172
descontentamento com a vida 61
dificuldades com controle 64
distrações 106–110
distúrbio alimentar 80, 148
divórcio 115–124
doomscrolling 61

E

emoções 12
cultivo de 68
desagradáveis 16
humanas negativas 12
ensinamento 17, 116–124
Escrituras xv, xxii, 168
espalhar o evangelho 47
esperança 36, 49–54
estresse 47, 101, 130
pós-traumático xxii
vida estressante 47
eternidade 32–34
eventos traumáticos 14, 88
evitação. *Consulte* ansiedade
excelência 60
experiência 14
trágica do passado 89
experiências traumáticas 89

F

família 14–22
fé 10, 119, 130, 160
ferramenta. *Consulte* TRUTH
filtro 68
da alegria 68
da gratidão 70
eternal 74
negativo 71
fracasso 8–10

G

ganância 139
gastar demais 130
gatilhos nocivos 171
Gideão 150–151, 156
gratidão 70
gratificação atrasada 51

I

identidade 20–22
incerteza 10
financeira 136
insegurança 147
quanto ao corpo 148
Instituto Nacional de Abuso de Drogas dos EUA xviii

J

jardim do Éden 128
Jesus 4, 69, 116, 160
Filho de Deus 32, 105
pregações de 4
Príncipe da Paz 104
sermão de Jesus sobre a ansiedade 26
vida de 19
jornada 39–40

L

lar 14
liberdade 16
individual 126

M

Maria e Marta, irmãs 103–110
Martinho Lutero 131–132
meditar 58
medo xv–xxiv, 10, 48, 165
confrontado com o 42
névoa de 6
sentimentos de 68

mente 12, 46, 58
  Jedi 32
mentira 14–15
midianitas 150, 157
mindfulness 172
mitos sobre o dinheiro 136
morte por distração 105

N

nação de Israel 150
namoro 115–124
necessidades 29, 60
negação 9–10
neurociência 64

O

oportunidades 16, 148
  sustentar e promover 130
opressão 60, 101
oração 46–47, 82, 171
  honesta 49
Organização Internacional do Trabalho 101
O Sermão da Montanha 4–5

P

pagão 31
paixão 127
Palavra de Deus xxi–xxiv, 10, 59–66
pandemia da COVID-19 xviii, 20,
  63
pânico xvii–xxiv, 12, 42, 121–124
  modo de pânico total 103
Paulo 46–48, 58, 138
  a carta de 52–54
paz 52, 84, 149
  de espírito 75
pecado 80, 93, 167
pedidos
  em oração 46
  específicos 46
  fazer 46

Pedro 49–54
pensamento
  ansioso ocasional 5
  atemorizado 6
  linha de 56
  ansioso 57
  da verdade, pureza, excelência e
    do louvor 60
  positivo 58
  obsessivo 61
perdão 90
  hábito de perdoar 91
  processo de 90
perder o emprego 12
pessoas influentes 14
planos 37
preocupação xvii, 48, 165
  tamanho da sua 30
princípio sobre confessar 83
prioridades 109–110
propósito xxii, 75–76, 131, 153
pureza 60

R

raízes da amargura 90
reações 14
reclamação 71
redes sociais xix, 61, 115, 172
Reforma Protestante 131
reino
  de Deus 40
  nosso 37
retaliação 93
riscos significativos 116

S

Salomão, rei 28, 137, 140–141
Satanás 81
sentimentos 12, 52, 70
solidão xx, 51–54, 165
solução 37
sonhos 36
sucesso 20–22

suicídio 89
superextrovertido xiv
súplica 46

T

terapia
  Cognitivo-comportamental (TCC)
    59
  cristã 173
  e medicação 170
teste Eneagrama 52
trabalho 125
  carreira 126
  emprego 132–134
    mudança de 132–134
TRUTH 17, 175

V

valores 12
verdade 10, 58, 163
  inteiras 61
  linha de pensamento da 60
  meias- 61–62
  poderosa 30
vergonha 9, 80, 160
vício 49
vida 18
  cotidiana 49
vontades 36–37
  de Deus 37

Sobre o Autor

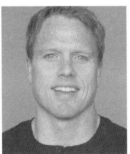

DAVID MARVIN é diretor de jovens adultos na Watermark Community Church. Nos últimos dez anos, por meio de sua liderança do Porch — um encontro semanal de jovens adultos em Dallas, Texas, e por meio de localidades-satélite —, ele vem influenciando pessoas em todos os Estados Unidos. David obteve seu mestrado em estudos bíblicos no Seminário Teológico de Dallas. Ele e sua esposa, Calli, psicóloga terapeuta especializada em ansiedade para essa mesma faixa etária, vivem com seus dois filhos em Dallas.

Projetos corporativos e edições personalizadas
dentro da sua estratégia de negócio. Já pensou nisso?

Coordenação de Eventos
Viviane Paiva
viviane@altabooks.com.br

Contato Comercial
vendas.corporativas@altabooks.com.br

A Alta Books tem criado experiências incríveis no meio corporativo. Com a crescente implementação da educação corporativa nas empresas, o livro entra como uma importante fonte de conhecimento. Com atendimento personalizado, conseguimos identificar as principais necessidades, e criar uma seleção de livros que podem ser utilizados de diversas maneiras, como por exemplo, para fortalecer relacionamento com suas equipes/ seus clientes. Você já utilizou o livro para alguma ação estratégica na sua empresa?

Entre em contato com nosso time para entender melhor as possibilidades de personalização e incentivo ao desenvolvimento pessoal e profissional.

PUBLIQUE SEU LIVRO

Publique seu livro com a Alta Books. Para mais informações envie um e-mail para: autoria@altabooks.com.br

 /altabooks /alta-books /altabooks /altabooks

CONHEÇA OUTROS LIVROS DA **ALTA BOOKS**

Todas as imagens são meramente ilustrativas.

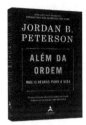 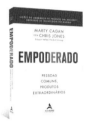

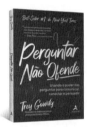 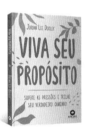

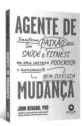 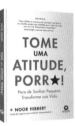

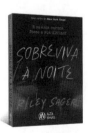 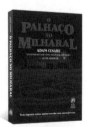

Este livro foi impresso nas oficinas gráficas da Editora Vozes Ltda.,
Rua Frei Luís, 100 – Petrópolis, RJ.